주왕기교수의
# 필로폰
# 이야기

PHILOPON

# 주왕기교수의
# 필로폰
# 이야기

주 왕 기

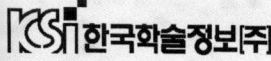
한국학술정보㈜

  10년이면 강산이 변한다고 했지만 지금은 1년이면 변한다. 자연과학 분야의 학문내용은 분시·일마다 변하거나 추가된다. 「필로폰 이야기」가 출판된 지 12년이 지났다. 많은 내용이 추가되어야겠다. 하지만 가지에는 변화가 있었지만 몸통에는 큰 변화가 없다.
  그래서 그냥 재출판하기로 했다. 큰 무리가 없다고 생각했기 때문이다. 업데이트한 내용이나 최근의 실태조사 내용을 원하시는 독자는 다음의 사이트를 이용하시기 바란다.

  www.nida.nih.gov
  www.whitehousedrugpolicy.gov
  www.usdoj.gov/dea
  www.samhsa.gov
  www.unodc.org
  www.ccsa.ca

  시차 때문에 문구에 시정을 요구하는 것이 있다.
  예를 들면 의·약분업 전에 쓴 글이거나 식품의약청이 만들어 지기 전의 글들이다. 그러나 아직도 정부차원의 큰 정책 변화가 있는 것은 아니기 때문에 그냥 두기로 했다.
  8장의 '리탈린 논쟁'은 지금도 지속되고 있다. 근년에 서울강남지역과 기타지역에서 학습(력) 촉진제로 '리탈린'이 무차별 처방되거나 암거래 되고 있는 실정에 비추어 볼 때 학부모들과 교사는 반드시 읽어보아야 할 내용이다. '리탈린'은 공부 잘하게 하는 약이 아니다.
뿌리(화학구조)가 필로폰과 같은 계열임을 알아야 한다.

모든 내용이 독자들에게 도움이 되었으면 한다.

2008. 2. 11

필로폰 패밀리가 처음으로 전투에 참가했다. 때는 1939년이다. 독일군 진영에 투입된 이들은 혁혁한 공을 세웠다. 병사들로 하여금 강한 자신감을 갖도록 하여 사기를 충천시켰고 불사신으로서 천하무적임을 자랑토록 했다. 사격 능력을 높였으며(사실은 반대) 백발백중 그리고 백전백승토록 하였다. 이어 일본군 진영에도 참전했다. 필로폰 패밀리의 전투력 강화 작용은 자신감을 향상시키는 데서만 비롯된 것은 아니다. 전투 시의 3대 악요소인 피로, 잠, 배고픔을 못 느끼게 하고 공격성을 강하게 유발시키는 능력도 갖고 있기 때문이다. 패밀리의 약리학적 분류는 중추신경계 흥분제이며 교감신경 흥분제이다. 그렇기 때문에 각성 작용과 심장 박동수 증가, 혈관 수축, 혈압상승, 기관지 확장 작용이 있다. 그래서 처음 이들은 천식과 코감기 약으로 개발되었다. 하지만 각성 작용이 발견되면서 각성제로 사용하게 되었고 또 이어 식욕억제 작용이 있음이 밝혀지면서 비만증 치료를 위한 주 약물로 임상에서 광범위하게 사용하게 되었다. 이어 도취감을 일으키는 작용 또한 강하게 나타내자 결국 일반인들까지도 쾌감을 얻기 위한 비의학적인 목적으로 사용하게 되었다. 즉 남용하게 된 것이다. 그러나 이들 패밀리가 강한 습관성과 중독성, 내성, 금단증상을 일으키자 그 사용을 경계하게 되었으며 될 수 있으면 피하도록 하였다. 그러나 환경적 그리고 유전적 소인에 의하여 수많은 사람들이 이들 패밀리에 계속 매달리게 되자 각 나라들과 유엔(UN)은 드디어 법을 이용한 통제를 실시하기에 이르렀다. 때는 1960년대에 들어와서이다. 한국에서의 필로폰 패밀리의 역사는 사오십 년이 되지만 직접 우리의 사회를 공격하기 시작한 것은 1980년부터이다. 현재 우리는 필로폰과 16년의 전쟁을 치르고 있는 셈이다. 그러나 우리는 이들의 정체를 아직도 제대로 파악하지 못하고 있다. 이유는 정체를 파악할 수 있는 관련 정보 책자가 하나도 없기 때문이다. 필자가 이 책을 쓰게 된 이유가 바로 여기에 있다. 될 수 있으면 연령에 그리고 학력에 관계없이 누구나 이해할 수 있도록 쉽게 썼다. 국내에서는 필로폰의 정체가 과연 무엇인지를 알아볼 수 있는 유일한 단행본이라고 생각한다. 정보를 필요로 하는 모든 이에게 도움이 되었으면 하는 마음 간절하다. 그리고 부언하고 싶은 말은 본 책은 주왕기의 약물남용 시리즈 3번으로 1번(본드 · 마리화나 · 필로폰. 392쪽 박영률 출판사, 1995년)과 2번(본드 · 가스 이야기, 172쪽, 강원대학교 출판부, 1996년)에 이은 것이다. 근본 내용은 다르지만 약물남용 문제를 다루는 데 있어 기본이 되는 일부 내용은 각 권만을 구입하는 독자들의 이해를 돕기 위하여 시리즈에 모두 실렸기에 양지하시기 바란다.

1996. 9. 21.
필자의 가산 연구소에서
바하의 골드버그 변주곡을 들으며

# 목차

# 1 약물남용 이야기

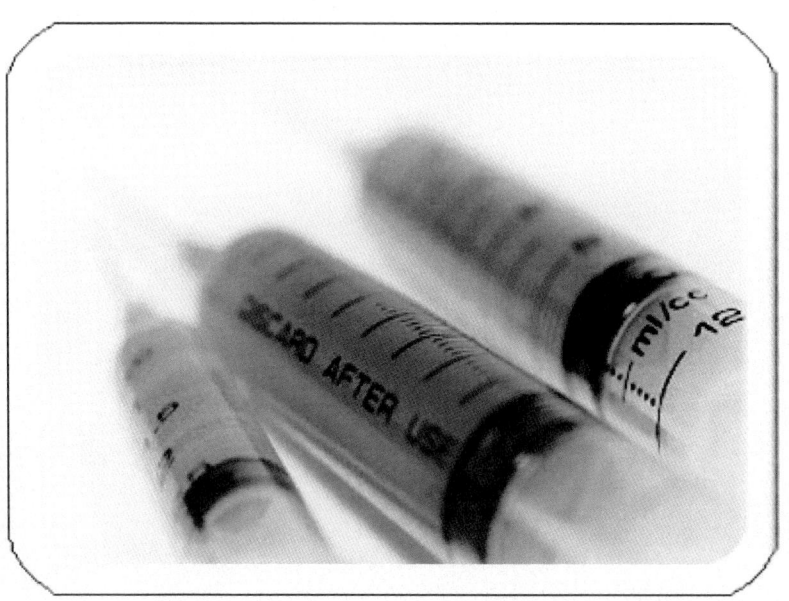

# ① 기막힌 사연들

상습적으로 부탄가스를 흡인한 딸과 부탄가스를 사다 준 어머니가 나란히 경찰신세.

부산 북부 경찰서는 29일 노은정 씨(25. 여. 부산시 사상구 주례1동)를 유해화학물질관리법 위반혐의로 긴급 구속하고 노씨에게 부탄가스를 구입해준 어머니 기호현 씨(52)를 같은 혐의로 불구속 입건.

노씨는 28일 하오 8시 30분쯤 자기 집 안방에서 부탄가스를 흡입, 환각 상태에 빠지는 등 상습적으로 부탄가스를 흡입했으며, 어머니 기씨는 지난 28일부터 29일까지 인근 슈퍼마켓에서 4차례에 걸쳐 딸에게 부탄가스를 사다 준 혐의.

6년 전 남편이 집을 나가 딸 노씨와 단둘이 살고 있는 기씨는 딸이 고등학교 때부터 부탄가스를 흡입해오다 끊은 뒤 최근 다시 동네 슈퍼마켓에서 부탄가스를 구입해 흡입하기 시작하자 "동네 사람 보기 부끄럽고 딸이 불쌍해 이것만 하고 끊으라"며 부탄가스를 사다주게 되었다고.

(스포츠서울 신문 1996년 8월 30일)

21일 낮 12시 30분쯤 충북 제천시 나천동 김기택 씨(65) 집 안방에서, 김씨의 아들 남해 씨(23)가 부탄가스를 마시고 신음 중인 것을 김씨가 발견, 병원으로 옮겼으나 숨졌다.

가족들에 따르면 고교 때부터 부탄가스를 흡입해와 군에서도 의병제대하는 등 정신 질환을 앓아왔던 김씨는, 이날 "부탄가스를 사다 주지 않으면 집에 불을 지르겠다"며 가족을 위협, 아버지가 사다 준 부탄가스 4통을 마신 뒤 질식사했다. 한편 경찰은 부탄가스를 사다 준 아버지 김기택 씨(65)를 유해 화학물질관리법 위반혐의로, 이날 입건했다.

(세계일보 1995년 4월 23일)

강릉 경찰서는 홍성각(27. 강릉시 주문진읍) 씨를 유해 화학물질관리법 위반혐의로 긴급구속.

경찰에 따르면 홍씨는 11일 밤 11시께 자택에서 4시간 동안 본드를 흡입하다 어머니의 신고로 쇠고랑.

어머니 김 모 씨는 아들이 상습적으로 본드를 흡입해 8차례에 걸쳐 병원에서 치료를 받았으나 고치지 못해 할 수 없이 경찰에 고발했다며 새사람으로 만들어 달라고 호소.

(강원일보 1996년 8월 13일)

부탄가스를 상습적으로 마시던 10대가 아버지가 꾸중하는 데 반항, 부탄가스를 폭발시키는 바람에 자신은 숨지고 아버지는 중화상을 입었다.

17일 오후 8시 30분쯤 부산 수영구 망미1동 김 모씨(52)집에서 부탄가스 폭발로 불이 나 김씨의 아들(18. 부산 D공고 1년 중퇴)이 불에 타 숨지고 아버지 김씨는 온몸에 화상을 입고 인근 재중병원에서 치료를 받고 있다. 아버지 김씨는 "상습적으로 부탄가스를 흡입하던 아들이 이날도 집에서 부탄가스를 마시고 있기에 꾸중을 했더니 아들이 부탄가스에 라이터를 들이댔다"고 말했다.

경찰 조사 결과 아버지 김씨는 이에 앞서 이날 오후 2시쯤 아들의 본드흡입을 보다 못해 부산 연안 경찰서 망미3파출소에 신고까지 한 것으로 밝혀졌다.

(조선 일보 1996년 8월 19일)

거진읍 이창배 군(12) 살해사건을 수사 중인 고성 경찰서는, 25일 이 군의 아버지 이수덕 씨(39)로부터 범행 일체를 자백받고 폭행 치사 혐의로 구속영장을 신청했다.

경찰에 따르면 이씨는 24일 오후 2시 40분께, 창배 군이 방 안에서 비닐봉지를 머리에 쓴 채 유사 환각제를 마시는 것을 보고 격분, 이 군의 머리채를 잡고 머리를 벽에 부딪치게 하는 등 폭행을 해 숨지게 했다. 이씨는 경찰에서 창배 군이 평소 도벽이 심하고, 자주 가출하는 등 말썽을 부려, 야단을 치려다 화가 치밀어 순간적으로 범행을 저질렀다고 말했다.

(강원 일보 1994년 11월 26일)

## 2 필로폰과 폭력

A는 25세의 청년으로 두 명을 살해하고 여러 명을 저격한 혐의로 사형선고를 받았다. 사건 당시 A는 남녀 친구들을 만나는 일과 두

개의 직업을 가지고 있었기 때문에 각성제인 필로폰(히로뽕)을 증량해 가면서 3주일간이나 복용했다. 그로 인해 여러 날 잠을 설치고 과음까지 하였다.

사건발생 전 어느 날 A는 누군가 주변에서 자기를 해치려고 하는 음모를 꾸미고 있다고 느꼈다. 그러던 중 여자 친구 집에서 그에게 그녀의 다른 남자 친구가 무례한 행위를 한 데 대하여 모욕감을 느껴 여자 친구에게 그 같은 행위를 다그치며 화를 냈다.

그 후 여자 친구가 지방 경찰국 서기로 근무하게 됐다고 했는데 그 일이 경찰과 짜고 자기를 해치기 위한 음모라고 생각하게 되었다. 몇 시간 후 그는 그녀와 그녀의 남자 친구에게 총을 들이대고 둘이 어떤 관계인지를 말하라고 위협했다.

그 일로 A는 더욱더 그들이 자기를 해칠 것이라는 불안감에 있었고 다음 날 아침 그의 부모 집에 전화를 빌려 쓰려고 온 한 여자를 자기를 해칠 사람 중 한 사람이라고 의심하여 총으로 쏘았고 세워둔 그녀의 차를 타고 달리다가 만난 그의 친구 중 2명을 쏘았으며 그후 주유소에 들러 과거에 감정이 나빴던 주유소 사람을 쏘았다. 그리고 여자 친구 집에 들러 그녀를 총으로 쏘았고 그녀의 남자 친구를 만나러 가 만나지는 못했으나, 총을 가지고 있는 것을 알고 빼앗으려는 그의 아버지를 쏘았으며, 이어서 그의 어머니와 아들도 총으로 쏘았다.

이어 푸대접을 받았다고 생각한 술집을 찾아가 또 술집 종업원을 쏘았다. 그리고 경찰과 총격전을 벌인 끝에 붙잡혔다.

전에 사소한 공판기록만 가지고 있던 A였으나 약물을 사용한 후부터 누군가 자기를 해치려는 음모가 있을 것이라고 믿게 됐으며 이 사건 몇 년 후에도 그는 여전히 남이 자기를 해칠 것이라고 생각하고 있었다.

위의 사례는 해외논문에 실린 한 대표적인 필로폰과 폭력에 관한 예인데 행동 면에서 과대한 피해망상적인 체계를 보여주고 있다. 그간 우리나라에서도 필로폰에 취하여 인질극, 살인, 폭력 등을 서슴지 않은 자들을 여러 번 매스컴을 통하여 접했다. 그러나 과학적인 사후처리(약물검사)가 정리되지 못하여 안타깝게도 정식 사례로 인용하기에는 어려움이 있다. 하지만 사람이 약물에 취하였을 때 그들에게서 나타나는 모든 행위들이란 예측할 수 없다는 것만은 사실이다.

## 3 가짜 필로폰

요즈음 계속 필로폰 밀조사건을 다룬 내용의 기사들이 나오고 있으며 TV도 마약밀매를 다룬 특집극을 위해 해외촬영을 시도했다고 한다. 흔히들 약물남용 현상은 우리의 것이 아닌 타국의 현상으로 받아들이는 사람이 많다. 그 같은 현상은 아마도 우리나라 사람들이 고춧가루나 주사와 같은 자극성인 것을 좋아한 데서 비롯될 수도 있다. 다시 말하면 멍청하게 있다가 무엇인가 꽝 하고 머리를 쳤을 때만이 알아차린다는 것이다.

세계는 일일 생활권 내로 변하고 있으며 한 나라의 유행은 타국으로 옮겨지며 결국 세계적인 유행을 일으키게 된다는 것은 어쩔 수가 없다. 이것은 머리 스타일이나 옷 스타일에만 국한되는 것은 아니다. 모든 유행은 파도처럼 육지의 어느 곳이건 닿는다. 그간 필로폰 밀조사건이 계속되다 보니 얼마 전에는 가짜 필로폰까지 생겼다. 흔히 가짜를 많이 경험한 우리들은 별로 관심을 갖지 않는다. 그러나 가짜 필로폰이 나왔다는 것은 외국도 으레 그러한 과정을 거쳤듯이 심상치 않은 징조이다. 즉 가짜가 나왔다는 것은 수요에 비하여 공급이 부족하다는 뜻이기 때문에 국내에 필로폰 수요자가 많다는 간접적인 증거를 제시하는 것이다. 과거에 필로폰은 일본이나 주한미군에 밀매용으로 밀조되었었다. 그러나 이미 2~3년 전부터는 국내인에게도 침투하게 된 것이다. 현재 어느 정도의 국내인이 필로폰을 사용하고 있는지는 조사되고 있지 못해 알 길이 없지만 외국의 경우는 암시장의 가짜 필로폰의 순도를 검사해 내 필로폰 남용인구를 간접방법으로 계산해 내고 있다. 즉, 순도 높은 필로폰이 암시장에서 거래될 때는 필로폰 인구가 적다는 것이며 순도 낮은 필로폰이 거래될 때는 필로폰 인구가 많다는 것이다.

지난번 국내의 가짜 필로폰은 한약재를 이용한 것이라고 했지만 가짜 필로폰은 전구물질인 에페드린을 이용하거나 타약물을 섞거나 한다. 그래서 필로폰 인구는 많고 약물이 달릴 때 필로폰으로 거래된 25개의 샘플을 분석한 결과 7개가 에페드린이었고, 14개의 샘플은 필로폰에 에페드린과 카페인을 섞은 것이었다.

가짜 필로폰을 만드는 수법도 다양해졌다. 시골이나 이동식 차량을 이용하고 있는데 이런 수법은 외국인들이 흔히 사용하는 수법 중의 하나이다.

언젠가도 이야기를 했지만 한국에서 급속히 필로폰 밀조자가 늘어나고 있는 것은 선진국과는 달리 한국은 필로폰 전구물질인 에페드린을 통제하지 않고 있어 자유롭게 구입할 수 있는 데에서 비롯될 수 있다는 것이다. 한국과 같은 경우에는 에페드린을 통제할 때 문제점이 없는 것도 아니다(1981).

# 4 신비의 살 빼는 차?

지난 주 일본의 동경도는 중국산 살 빼는 차(감비차 등) 9가지를 시판 중지시켰다. 이유는 차 속에서 펜플루라민(fenfluramine)이라고 하는 식욕억제약 성분이 검출되었기 때문이다. 약도 아닌 차 속에 살 빼는 약을 넣은 이유는 무엇일까. 예나 지금이나 털 나게 하는 약 치고 그리고 살 빼게 하는 차나 식품 치고 별 신통한 것이 없기 때문이다.

유전적인 소인에 의해서 머리털이 빠지고 살이 찌는 것은 어쩔 수가 없다. 할 수 있는 일이 있다면 영양관리를 잘하여 더디게 빠지게 한다거나 적게 먹어서 과체중이나 비만을 억제하는 수밖에는 신통한 방법이 없다.

인간은 기계가 아니다. 인간의 세포를 기계처럼 다루려 해서는 안 된다. 약으로 살을 빼려다 사망한 예를 미국의 유명 여자 가수 카렌 카펜터가 아니더라도 간혹 실례들이 기사화되고 있기 때문이다.

살 빼게 하는 약 펜플루라민의 정체는 무엇일까. 형뻘인 필로폰의 집안 사정을 살펴보지 않을 수 없다. 이들 두 약물의 조상은 암페타민이다. 암페타민은 처음에 코감기 치료약물로 개발됐다. 그러나 사용하다 보니 각성 작용이 강하여 40년대 이후에는 각성제로 사용함과 동시에 운동선수들의 경기력 향상을 위해서도 사용되었다. 그러는 과정에 이 약물이 또한 강한 식욕억제 작용이 있음을 알게 되어 한때는 비만환자의 살 빼는 약으로 의사들은 무차별(?) 처방하기도 하였다. 하지만 이 약이 미처 몰랐던 강한 남용성(습관, 중독성)이 있음이 밝혀지자 그 사용을 억제하게 되었고 드디어는 처방 또한 통제하게 되었다.

조상인 암페타민은 후손(유도체)을 수없이 많이 두었다. 그중에 메스암페타민(필로폰)이 가장 강력한 힘을 발휘했다. 다시 말하면 중추신경계에 미치는 필로폰의 영향력이 제일 강하다는 뜻이다. 이유는 뇌세포로의 침투력이 가장 강하기 때문이다. 어느 날 이 계통을 연구하는 학자들이 모였다. 필로폰이 식욕억제 작용이 있어 비만증 환자 치료에 좋기는 하지만 중추신경효과(각성 효과)가 너무 강하고 중독성이 너무 심하니 그 기능을 약화시키고 식욕억제 작용만을 강화시킬 수 있는 유도체를 만들어 보자는 것이었다. 그러한 목적을 가지고 수많은 유도체들이 만들어졌다. 하지만 습관성과 중독성이 약화된 후손들만 만들어졌을 뿐 남용성이 전혀 없는 유도체들은 만들지 못했다. 그러한 유도체 중의 하나가 바로 펜플루라민이다. 남용성이 필로폰 같지는 않지만 상당한 습관. 중독성이 있기 때문에 미국은 이 약물을 통제약물(마약류) 4번째 그룹에 넣어 사용을 엄격히 규제하고 있으며 우리의 경우는 향정신의약품관리법으로 규제하고 있다. 최근 펜플루라민은 고혈압, 설사 등 각종 부작용과 뇌손상(동물), 정신 질환 유발 가능성이 있는 것으로 알려지고 있다.

이러한 통제 약물을 돈에 어두워 남이야 어떠하건 마시는 차 속에 넣었다는 중국인 상술에 놀라지 않을 수 없다. 다행스럽게도 일본인들에 의해서 그 음모가 밝혀졌으니 그들은 불행 중 다행이랄 수 있다.

문제는 우리다.

일본이 판매를 금지시킨 그 차들이 우리나라에서는 무차별로 판매되고 있기 때문이다. 일본은 의약품 판매규제 체계가 우리보다는 앞서 있다.

그렇게 보았을 때 일본은 수출하는 중국산 살 빼는 차에만 펜플루라민이 들어 있고 한국에 판매하는 차에는 그러한 성분을 빼고 있다고 생각할 수 있을까.

늦기 전에 우리 정부도 중국산 살 빼는 차들의 성분 분석을 서둘러야겠다는 생각이다. 그들에 의한 그 같은 예들이 처음만은 아니기 때문이다. 한 예로 지금도 마찬가지이겠지만 과거 중국 사람들은 신경통과 관절통에 잘 듣는다는 중국산 한약을 만들어 외국시장에 팔았다. 민간약은 속전속결하지 않다. 이상하여 성분을 분석해 보았다. 아닌 게 아니라 페닐부타존이라는 성분이 검출되었다. 페닐부타존은 독성과 부작용이 강하여 현재 그 사용을 엄격히 규제하고 있는 피린계 약물 중 그 독성이 가장 강한 약물이다. 약 주고 병 주는 격이다. 이야기가 나왔으니 말이지 약 중에서 그 효과가 즉각적으로 나타나는 것은 상당히 위험을 내포하고 있다는 것을 알아야 한다. 그리고 약은 일반상품과는 정반대로 값이 비싸고 새로 나온 것은 가급적 일단 피하여야 한다. 약은 값이 싸고 역사가 오래된 것이 그만큼 안심하고 사용할 수 있는 것이다. 이유는 그 약물의 효능과 부작용을 잘 알고 있기 때문이다. 아스피린이 그 같은 예 중의 하나이다.

한때 한약 속에 필로폰을 넣어 판매한 의료업자들이 구속된 적이 있다. 모두가 그런 것은 아니지만 현대과학으로 검증이 안 된 약은 그 사용에 신중을 기하여야 한다. 약은 코에 걸면 코걸이, 귀에 걸면 귀걸이가 되는 것은 아니다.

때맞추어 최근에 식품 의약품 안전본부가 생겼으니 중국산 살 빼는 차에 대한 정부의 성분 규명을 촉구해 본다(관련 기사 사례 2, 3, 4, 5 참조 바람).

# 5 환각제의 이중성

　사람은 술에 취하면 고래고래 소리를 지르기도 하며 술 상대와 싸움을 벌이기도 한다. 그래서 흔히 술이 중추신경을 흥분시킨다고도 한다. 그리고 술에 곯아 떨어져 의식이 없는 것을 보고는 술은 중추신경을 억제한다고도 한다. 그러나 술은 중추신경 흥분제가 아니고 억제제이며 다만 억제과정에서 자제력을 상실케 하여 흥분상태를 나타나게 한 것처럼 보였을 뿐이다. 중추신경에 작용하는 약물은 어느 것이나 중추신경을 흥분시키든 억제시키든 두 작용 중의 하나를 하게 된다. 그러나 환각제는 흥분과 억제 두 가지 작용을 나타낸다. 즉 경우에 따라 흥분작용을 나타내거나 억제작용을 일으키며 어떤 때는 흥분과 억제작용을 동시에 나타낸다. 그런데 이렇게 흥분과 억제 감정을 오락가락하다 보면 판단장애가 와 각종 예기치 못한 변칙행위들을 저지르게 된다.

　근래에 선풍적인 인기를 누리고 있는 천사의 가루(angel dust)라고 하는 피시피(PCP)란 환각물질이 있다. 이 PCP를 복용하면 흥분과 억제감정이 오락가락하여 충동적이고 투쟁적이며 예기치 못한 행위를 나타내 간혹 투신, 익사, 분신, 폭력 등의 행동독성을 일으킬 수 있다. 이 같은 현상은 인식장애와 망상적인 생각에서 비롯된다고 한다.

　이 중 익사의 경우는 수심이 아주 얕은 곳이나 목욕실 욕조 같은 데서 일어난다. 마치 바다의 요정들이 지나는 배들을 유혹하여 침몰시키는 경우와 같다고나 할까, 대표적인 환각제인 LSD의 경우도 행동독성을 볼 수 있다. 환각제를 사용하면 환각경험을 하게 되는데, 이를 환각여행(trip)이라고 한다. 환각여행에는 멋진 여행 즉, 환상여행(good trip)과 불쾌한 여행 즉, 공포여행(bad trip)이 있다. 그런데 환상여행과는 달리 공포여행 중에는 때로 두려움과 심한 우울감으로 자살을 기도하고 사고사를 당하기도 한다. 환각제를 복용했을 때 나타나는 환각여행은 개인의 인격(set)과 환경(setting)에 의해 광범위하게 결정된다. 인격이라 함은 복용자의 개성, 환각여행의 기대감, 준비(환각제에 대한 사전 정보수집), 자신의 분위기(mood) 등을 말하며 환경은 약물복용 당시의 주위환경, 즉 색채, 소리(음악), 친구의 동석 등 상황적인 요인을 뜻한다. 다시 말하면 어떤 자가 환각제를 복용하고 기분 좋은 환상여행을 했다면 인격형성과 복용 당시의 주위환경에 문제가 없었다는 것이고 공포여행을 했다면 인격형성 과정과 복용 당시의 환경상황이 좋지 못했다는 것이다. 환각제로 분류되지는 않지만 본드의 경우도 흡입에 의해 판단장애와 자제력의 상실을 가져와 앞뒤를 헤아리지 못하게 되며 충동적이며 파괴적인 행동독성을 일으켜 폭력, 폭행, 자살, 살인 같은 범죄를 저지를 잠재성을 갖고 있다. 때로는 무한한 힘을 갖고 있는 것 같은 착각 속에 빠지게 되어 높은 곳에서 뛰어내리거나 혹은 날려고 하며, 달리는 차에 뛰어들고 싶은 이상한 충동에 사로잡히기도 한다. 그리고 용감성을 나타내기 위해서 자해 행위, 즉 자기 몸에 칼질을 하거나 담뱃불 같은 것으로 지지기도 한다. 흔히 환각제를 멋진 환상의 세계로 자기를 이끌어 안내하는 물질로만 생각을 하는데 선한 자에게는 환상의 섬을 보여줄 수도 있지만 악한 자에게는 지옥만을 보여주게 된다. 뿐만 아니라 악한 자에게는 지옥만 보여주는 것이 아니라 영원히 지옥(사망)의 불 속으로 떨어지게도 한다는 것을 잊어서는 안 된다.

# 6 플래시백(flashback)

　흔히 환각제를 복용하면 정상적인 상태와 전혀 다른 감각을 맛보게 되는데 그중에서 특기할 만한 현상은 물체의 색깔을 귀로 느끼고 맛을 보고 소리를 눈으로 감지할 수 있다는 것이다. 또한 환각현상은 대개 두려움과 공포의 상황을 유발하여 사용자로 하여금 재차 복용을 꺼리게 만든다. 대표적인 예가 엘에스디(LSD)인데 처음에는 폭발적인 인기를 누렸으나 그 후 공포를 자아내는 무서운 경험(공포여행)을 자주 유도해 내 현재는 사용자 수가 현저히 줄어들었다.

　환각제를 복용한 경험이 있는 사람은 종종 플래시백(flashback) 현상을 보게 되는데, 플래시백 현상은 과거 환각제 복용 당시에 경험했던 상황이 환각제를 복용치 않은 상태에서도 일어나는 것을 말한다. 이 같은 플래시백 현상은 환각제 사용을 중단한 지 일주일, 한 달, 일 년 또는 수년이 지난 후에도 나타나며 나타나는 상황은 과거 환각제 경험에서 나타났던 상황과 관계를 맺게 된다.

　클리프는 며칠 밤을 지새워가며 기말시험을 치르느라고 피곤이 겹쳤다. 끝날 마지막 시간에 치른 미래학 시험이 아무래도 자신이 없어 같은 반 친구인 칸웨이와 같이 모범답안을 맞추어 보았다. 생각대로 학점이 안 나올 것만 같았다. 밤샘을 한 것이 억울했다. 그리고 은근히 울화가 치밀어 올랐다. 돌아가는 길에 모퉁이 술집에 들러 몇 잔 들이켰다. 그리고 죄 없는 술집 문을 부서질 정도로 꽝 때리고 나왔다. 요란한 색깔을 한 크고 작은 차들이 동서남북으로 달리고 있었다. 몇 발을 내딛었다. 그러자 갑자기 시야가 뒤엉키고 나더니 두렵고 공포스러운 상황이 전개되는 것이었다. 나선형의 터널이 눈앞에 와 꽉 차는 것이었다. 나선형의 터널 중심은 밝은 빛을 내고 있었다. 각종 색깔이 갖가지 모양을 형성하고 그 빛이 꼬리를 달고 자기에게로 튀어 발사되는 것이었다.

쉬르레알리즘의 기수로 스페인을 대표하고 얼마 전에 사망한 화가 살바도르 달리의 그림 중에 「피아노 위에 나타난 여섯 개의 레닌의 망령six apparitions of Lenin on a piano」(1931)이란 것이 있다. 레닌의 머리 여섯 개가 피아노 건반 위에 가지런히 둥둥 떠 있다. 그리고 연주자인 듯한 응시자는 날개(환각의 세계에서는 흔히 나타난다)와 같은 짧은 망토를 등에 걸치고 있다.

어느 날 하워드라는 청년이 자기의 아파트 문을 열고 들어서자 갑자기 자기와 친분 있게 지내고 있는 사람들의 머리가 방 주위를 맴돌고 있는 것을 목격했으며, 코드를 뺀 텔레비전이 마치 켜진 것처럼 영상이 비치고 놀란 동물들이 방 주위를 엉금엉금 기어 다니는 것을 보고 공포에 질려 비명을 질렀다. 달리는 20세기 천재 화가이고 하워드는 평범한 청년에 지나지 않는다. 사람들의 머리가 방 주위를 '둥둥 떠서' 맴돌고 있는 것을 보았다는 것이며, 달리는 그림 속 피아노 건반 위에 '둥둥 떠' 있는 레닌의 머리 여섯 개를 나타냈다는 것이다.

이상의 두 사람(클리프와 하워드)은 그 같은 상태가 어떻게 발생하게 되었는지 처음엔 알 수가 없었다. 그러나 그들은 과거에 모두 환각제를 복용했던 경험을 갖고 있었다. 그런데 이 플래시백 현상은 수 초, 수 분, 수 시간 지속될 수도 있으며 실지 복용 당시와 같이 즐거움을 맛볼 수도 있다. 그러나 공포와 두려움을 자아내거나 심한 감정억제를 일으켜 자살을 유도하는 경우도 있고 때로는 비인격적인 행위를 나타내게도 한다. 현대 의학도 이 같은 플래시백 현상이 어째서 나타나는가를 확실히 밝혀내지 못하고 있는 상황이다.

환자 6명을 대상으로 한 한 조사에 의하면 18개월 동안 74건의 플래시백 현상이 나타났는데 오직 3번 경험한 사람이 있는가 하면 같은 기간에 32번을 경험한 사람도 있었다. 이런 현상은 간질병 환자가 간질 발작을 일으키는 것과 똑같은 상황으로밖에 풀이할 수가 없다. 아무도 없는 위험한 환경(수영, 등산, 운전 등)에서 간질 발작을 일으켰을 때 그 결과를 짐작할 수 있듯이 플래시백이 위험한 환경에서 발생했을 때도 그 결과를 예측하기란 어렵지 않은 것이다.

## 7 담배는 마약이다

빌 클린턴 미국대통령은 담배를 중독성 약물(addictive drug), 즉 중독성 마약이라고 선언했다. 중독성 약물, 즉 마약이란 무엇일까? 한마디로 정의를 내리면 습관성(정신적 의존 현상)이 있고 중독성(신체적 의존 현상)이 있으며 금단증상(약물 중단 시 나타나는 징후와 증상)이 있으면 그 약물은 약리학적으로 중독성 약물로 분류된다. 그렇게 보았을 때 담배는 당연히 마약이 된다.

현재 사람들이 사용하는 마약류(향정신성 약물)는 수를 헤아리기가 어려울 정도로 많다. 그중 마약 중에 마약을 순위로 매기라면 1위는 술이고 2위는 담배이다. 그리고 아편, 헤로인, 필로폰, 코카인, 대마초 기타 등등 모두 합쳐서 3위가 된다. 혹자들은 자기 생각의 기준에 혼선을 빚을 수도 있다. 하지만 순위에는 변함이 없다. 다만 등잔 밑이 어두울 뿐이다. 그럼 이제 와서 담배를 중독성 마약으로 선언하는 것은 무슨 뜻이냐? 현대의 과학이 담배의 습관·중독성을 밝혀냈다는 것인가? 아니다. 담배는 이미 약리학적으로 중독성 약물로 분류되고 있다. 하지만 대부분의 사람들이 흡연하고 있는 현 상황에서는 그 통제가 어려워서 법 적용을 못하고 있었을 뿐이다. 커피도 그 같은 예 중의 하나다. 그러면 법적으로 통제하겠다는 이유는 무엇일까?

첫째는 국민들 건강상의 문제와 둘째는 사회경제적 손실 때문이다. 건강상의 문제의 하나는 담배의 주성분인 니코틴이 순환기 계통의 질병을 야기하기 때문이다. 사람들의 사망원인을 분석해 보면 첫 번째가 순환기 계통 질환 때문인데 50%를 차지한다. 두 번째는 담배의 타르(tar) 성분인데 타르 성분 중에는 암을 유발하는 물질이 열다섯 가지나 있다. 대표적 성분은 벤조피렌이다. 벤조피렌을 생쥐나 흰쥐의 피부에 바르면 12주 만에 체세포가 암세포로 변한다. 암이라고 하는 것이 10년, 20년 이상 반복 자극되었을 때 생기는 것이라고 한다면 그 강한 독성을 짐작할 수 있다.

그래서 1964년 미국의 공중위생 장관은 「흡연과 건강」이라는 의회보고서를 통해 담배가 폐암을 일으키는 원인물질 중의 하나임을 확증적으로 밝혔다. 폐암환자의 95%가 흡연자라는 것은 이를 잘 입증해준다. 뿐만 아니라 흡연자의 90% 이상은 담배와 관련된 각종 질병에 걸리게 된다는 보고도 있다. 세 번째는 태아 담배(흡연)증후군이다. 가임 여성이 임신 중에 담배를 피우면 유산, 조산, 사산의 위험성이 있으며 설사 아기가 태어났다고 하더라도 신체적으로 정신적으로 상당한 장애를 간직한다는 것이다. 네 번째는 사회적·경제적 손실이다. 미국의 경우 그 손실을 연간 7백50억 달러로 보고 있다. 우리 돈으로 환산하면 약 60조 원으로 우리나라의 1년간 예산과 맞먹는다. 이 같은 현상은 우리도 마찬가지이다. 이는 우리나라의 시·군·읍·면의 연간예산의 30~80%가 담배 판매에서 오는 돈으로 충당하고 있는 것을 보면 안다. 이해를 돕기 위하여 한 예를 추가해 보면 한국인의 연간 세금액이 2백만 원이 조금 넘는다고 한다. 흡연자 한 사람이 하루 1갑 정도의 담배를 피운다고 하면 연간 지출금액은 약 50만 원이 된다. 엄청난 돈이 아닐 수 없다.

클린턴의 선언은 전 세계 담배회사들에게는 날벼락일는지는 모르겠지만 그 조짐의 역사는 4백 년이나 된다는 것을 알면 오히려 너무 늦은 감이 있다. 본인 개인으로서는 찬성하는 바이며 흡연에 대한 비흡연자의 간접피해를 생각해보면 더더욱 그렇다. 클린턴의 담배마약선언의 배경에는 클린턴이 대통령이 되고 나서 미온적 약물남용 정책 때문에 미국의 약물남용 인구, 특히 청소년층의 인구가 배로 증가했다는 여론에 대한 책임 때문이고 다른 하나는 밥 돌 공화당 대통령후보가 담배 회사들로부터 막대한 정치자금을 받고 있는 것을 부도덕하고 비윤리적인 행위로 몰아붙이기 위한 것이라고도 한다.

그러나 무엇보다도 본인의 생각은 클린턴 대통령의 강한 이미지 구축에 있다고 본다. 비록 지금은 치매현상으로 때로는 어린아이 같은 행동을 하는 레이건 전 대통령이지만 아직도 미국 사람들은 그를 존경하고 좋아한다. 그가 강력한 미국의 재창출을 외쳤고 또한 그렇게 형성했기 때문이다.

클린턴 대통령은 그간의 정책을 보면 우유부단한 적이 많았다. 그래서 신뢰에 상처를 받고 있었던 참이었다. 배경이야 어떠하든 우리나라도 담배문제에 대해서는 한 번쯤 재고하여 볼 때가 되었다. 이유는 전 세계에서 한국은 흡연율과 흡연량이 제일 높은 나라 중의 하나이기 때문이다. 선진국의 흡연율은 담배와의 전쟁을 선포한 64년 이후 80% 수준에서 지난 30년 동안 점차 감소하여 현재는 20%에서 25% 수준에 머물고 있다. 하지만 우리나라의 성인 남성의 흡연율은 70%를 넘고 있기 때문이다.

그리고 근래에 와서는 초·중·고생은 물론 여성들의 흡연 인구가 급상승 추세를 보이고 있기 때문이다. 미국은 자기 나라에 흡연인구가 감소하자 만들어 놓은 담배를 한국 등 기타의 나라에 갖은 감언이설과 협박성으로 판매소비를 촉진시키고 있다. 그런데 우리는 그것도 모르고 백해무익하다고 하는 담배를 시도 때도 없이 피워 물고 있다. 하기야 한국은 국민들이 담배를 피워야 국가가 운영되는 나라이니 어쩔 수는 없다.

"미국은 질병과 죽음의 수출국이다"라고 1989년 당시 미국의 공중위생장관인 에버리트 쿠프가 미하원 소위원회에서 한 말을 되새겨 볼 필요가 있다. 에버리트 쿠프의 이 말은 미국이 한국을 비롯, 동남아시아 국가들에 담배수출을 강화하도록 하는 비윤리적인 정책에 불만을 표시하기 위해서 한 말이기 때문이다. 생각해 보면 자존심 상하는 일이 아닐 수 없다. 그에게는 우리가 측은하게 보였을 게다. 무엇이든지 1등이면 되는 것은 아니다. 담배와 한국인 우리 모두 다시 한번 생각해보자. 담배는 약리학적으로, 그리고 이제는 법적으로도 마약이기 때문이다.


# 8 약물과 섹스


사랑과 미의 여신인 그리스의 아프로디테(Aphrodite, 로마신화에 나오는 Venus와 동일신)의 이름을 딴 Aphrodisiacs을 최음약(성욕촉진약)이라고 부른다. '용'을 모르는 사람은 없다. 그러나 본 사람도 없다. 마찬가지로 최음약이라는 단어는 있지만 그러한 목적으로 병·의원이나 약국에서 취급되거나 판매하고 있는 약은 없다. 설혹 있다고 하더라도 약리학적인 근거는 없다.

셰익스피어의 ≪멕베드≫ 2막 3장에 보면 "술은 (성적)욕망을 부추기지만 행위는 치를 수 없게 한다(alcohol provokes the desire, but it takes away the performance)."고 했다. 하지만 사실은 술은 최고의 최음제(?)일 수도 있다. 문제는 고주망태가 되었을 경우이지 적당한 음주는 무차별 공격성(?)을 나타낼 뿐만 아니라 disinhibition(탈억제)을 유도하여 '뭔가 보여준다'.

떼돈을 벌 수 있는 약이 있다. '술을 깨게 하는 약'과 성욕촉진약이다. 그러나 누구도 아직은 개발해 놓고 있지 못하다. 그것은 성중추(sex center)의 구조확인도 되어 있지 못한 상태임을 생각해 볼 때 당연한 것이다. 많은 학자들이 '약물이 성에 미치는 영향'에 관하여 연구해 왔으며 지금도 연구 중에 있다. 이곳에서는 남용약물이 성적 행위에 미치는 영향을 조사한 한 연구 결과를 간추려 보겠다. 연구 결과는 개인적인 것이지 모든 연구자들의 공통된 견해는 아니다. 그리고 사용자의 주관적인 생각이지 이론적 근거가 있는 것은 아니다.

- 대마초: 모든 남용약물 중에서 가장 성적 즐거움을 느끼게 하는 약물이다. 조사대상 50명 중 40명에서 성적 즐거움을 맛보았다고 했다. 생리적 작용은 진정과 가벼운 환각작용에 따른 탈억제(disinhibition) 때문인 것 같다.
- 술: 성행위 증진효과는 50명 중 4명에서만 나타났다. 생리적 작용은 역시 탈억제에 기인하는 것 같으며 성행위 증진에 별로 신통하지 못하게 나타난 것은 성적 능력(sexual ability)의 상실 때문이라고 했는데 지나친 음주량으로 발기가 어려웠기 때문인 것 같다.

○ 수면·진정약: 조사대상 50명 중 2명만이 성적 즐거움을 맛보았다고 했다. 용량증가로 성적 능력에 소실을 가져왔다고 했다. 결국 술과 같이 발기가 어려웠다는 이야기다.

○ 암페타민(필로폰): 필로폰 남용자 36명 중 30명이 필로폰을 정맥 주사했을 때 성적 욕망(sexual drive)이 크게 증가됐다고 했으며, 주사와 동시에 발기현상(18명 중 10명)이 나타났으며 여자의 경우는 18명 중 3명이 주사와 동시에 오르가즘을 느꼈다고 했다.

○ 코카인: 필로폰과 비슷한 작용을 나타냈다. 주사와 동시에 발기현상(20명 중 10명)이 나타났으며, 2명의 경우에선 24시간 이상 지속되는 지속발기현상(priapism)으로 통증을 겪었다고 했다.

○ 아질산아밀: 흔히 정신적 황홀감과 육체적 쾌감(head and body trip)을 동시에 주는 약물이라고 하며, 삽입 시나 클라이맥스 직전에 사용한다. 약리학적으로는 협심증에 사용하는 약물이다.

○ 환각약: LSD는 최음효과가 없는 것으로 나타났다(48명 중 44명). STP의 경우도 성적 즐거움을 맛보지 못했다고 했다. 그러나 MDA(methylenedioxyamphetamine)의 경우는 조사자 75%에서 성적 흥분효과를 맛보았다고 했다.

○ 마약: 아편마약의 경우는 마약 그 자체의 쾌감작용을 섹스대용제로 사용하며 성기에 의한 성적 행위는 별로 영향을 미치지 못한다. 그래서 아편마약을 남용하는 자들은 평균 한 달에 한 번꼴로 성행위를 할 뿐이다.

○ 약물이 섹스에 미치는 영향을 정리해보면 약물 자체가 섹스에 어떠한 영향을 미치는 것도 중요하지만 성적 행위 당시의 육체적 상황(physical 'setting')과 정신적 상황(psychological 'setting')에 상당히 의존한다는 것이다.

특히 약물은 그 사람의 기본성격(set: personality traits)을 도출시킨다. 일반적으로 '성'에 영향을 주는 약물을 작용에 따라 구별해 보면

## 1) 성적 활동을 높이는 약물

① 탈억제(disinhibition)를 통한 약물: 적당량의 술, 수면·진정약 (barbiturates 등), 다량 또는 과량 사용 시는 오히려 행위 억제.
② 직접 성적 욕망을 유도하는 약물: 암페타민(필로폰), 코카인.
③ 대마초의 경우는 ①, ②번 모두에 해당되는 것 같다.

## 2) 성적 활동을 낮추는 약물

이들 약물은 성적 욕망을 감소시킴으로 인하여 성적 활동을 약화시키고 그 강도(?)를 낮추는 약물이다. 헤로인 등을 포함한 마약성 진통제, 다량 또는 과량의 술과 수면·진정약(barbiturates) 등이 여기에 해당된다. 환각제의 경우는 두 경우에 들어맞지 않는 것 같다. 이유는 환각제 사용 시 성적 즐거움을 높이는 것 같지만 몸이 말을 듣지 않을 뿐더러 성행위 자체에 대한 정신집중도 흐트러뜨리기 때문이라는 것이다.

약물과 성에 대한 지금까지의 이야기를 간추려 보면 남용약물들은 그 사용량에 따라 성적 욕망과 성적 행위를 ↑↓(증·감)시킬 수 있으며 또한 성적 대용물로서 사용되기도 한다는 것이다.

그러나 이 모든 것들은 일반 '시중적인' 이야기이고 생리·약리학적인 근거를 마련하려면 보다 많은 연구가 필요하다. 아울러 아무리 약물이 성에 어떠한 영향을 미친다고 하더라도 결국은 모든 사람이 변함없이 정상적인 섹스로 돌아온다는 것이다.

# 9 에이즈와 약물남용

비록 영화(자이언트) 중에서의 부부이긴 하였지만 미남형 거구인 록허드슨이 에이즈로 초췌하고 피골이 상접한 모양으로 세상을 떠나자 엘리자베스 테일러는 그로 인한 충격 때문인지 세계 곳곳을 다니며 에이즈 퇴치에 앞장서고 있다. 에이즈가 최초로 보고된 것은 1981년이다. 그리고 그 원흉인 인체면역결핍바이러스(HIV)가 처음으로 밝혀진 것은 2년 후인 1983년이다. 에이즈의 역사가 10년이 넘지만 우리는 아직 그 치료법을 발견해내지 못하고 있다. 에이즈의 원인 바이러스는 대부분의 세균과 곰팡이 그리고 바이러스에 감염되었을 때 나타나는 징후(sign)와 증상(symptom)이 별로 없다. 그래서 감염된 것을 모르고 지내다 보면 누에가 뽕잎을 솔솔 갉아먹듯이 2∼10년에 걸쳐 인체의 면역기능(방어벽)을 갉아 허물어 버린다. 그러면 허물어진 벽으로 각종 세균들이 집단으로 들어와 진을 치게 되고 결국 각종 균의 합병증(결핵 등)으로 사망하게 된다. 처음 에이즈 감염자들은 동성연애자들 사이에서 나타났다. 그러나 현재는 동성, 이성, 양성 간의 성 접촉을 통한 감염은 물론 성적 접촉과 관계가 없는 모든 남녀노소 집단에까지도 감염되어 있다. 이유는 약물남용 때문이다. 최근 조사에 의하면 에이즈 감염률이 동성과 양성 성행위자들에서는 줄어들고 있으나 약물남용자와 그들과 성 접촉을 한 자들 사이에서는 빠르게 증가하고 있다고 한다. 그리고 그 비율도 조사대상 집단에 따라서는 30∼90%에 이른다.

한 예로 미국의 건강복지성의 '약물남용과 약물남용조사 연구' 3차 보고서에 의하면 여성 에이즈 감염자의 80% 이상이 정주(정맥주사)약물남용자이거나 정주약물남용자와 성관계를 가진 자로 밝혀졌으며, 뉴욕시 조사에 의하면 이성 간 성 접촉을 통한 에이즈 환자의 93% 이상이 정주약물남용 경험이 있었으며, 소아 에이즈 환자의 80%가 정주약물남용 부모를 갖고 있었다. 또한 에이즈로 사망한 사람의 53%가 정주약물남용자였다.

에이즈 환자의 상당수가 약물남용자인 것은 몇 가지 이유에서 비롯된다.

첫째는 그들이 주사바늘을 공용한다는 것인데 한 조사대상에 의하면 80% 정도가 주사바늘을 공용한다고 했다. 두 번째는 남용약물에 의해서 면역기능이 억제된다는 것이다. 그렇게 되었을 경우 질병에 대한 인체의 저항성이 약해지고 감염 균에 의한 잠복기가 짧아지는 동시에 발병 전환이 빨라진다. 세 번째는 정주약물남용자들이 약물을 구입하기 위하여 남녀 할 것 없이 매춘행위에 가담한다는 것이다. 매춘은 다양한 성행위를 강요받기 때문에 에이즈 감염의 확률이 높다. 네 번째는 약물에 취한 상태에서는 성행위를 포함하여 각종의 에이즈 감염과 관계된 위험한 행위들을 한다는 것이다.

현재 세계보건기구(WHO)는 다가오는 2000년에는 에이즈 감염자가 4천만 명에 달할 것이라고 경고하고 있다. 우리나라의 에이즈 환자는 10월 말 현재 공식집계에 의하면 3백 5명이다. 하지만 전문가들은 실제 환자 수는 이보다 5~10배 더 많은 것으로 추산하고 있다.

지난여름에 사상 최대 규모로 열린 제9차 국제 에이즈회의 개막 연설에서 WHO의 마이클머슨 에이즈 담당국장은 "새로 감염되는 성인 11명 중 5명이 여성인 것으로 드러났다"고 말했다. 이에 따라 어머니를 통해 감염된 어린이가 1백만 명이나 되는 것으로 집계됐으며 이 중 절반은 수유를 통해 감염된 것으로 밝혀졌다. 그리하여 2천 년에는 에이즈 환자의 절반 이상이 여성일 것으로 추산되고 있으며 1/4 정도가 어린이 환자일 것이라고 추정하고 있다.

에이즈를 예방하고 치료하는 방법은 없을까. 몇 가지 약물이 개발 중이거나 사용되고 있다. 하지만 항바이러스약물 자체가 그러하듯 아직은 신통한 약물이 없어 약물에 의한 치료는 기대할 수 없다. 백신개발의 경우도 마찬가지이다. 에이즈바이러스는 대단히 빠르게 돌연변이 한다. 그렇기 때문에 백신개발이 어렵고 대부분의 동물들이 에이즈바이러스에 감수성을 나타내지 않는다는 데도 있다. 비록 아프리카산 침팬치가 감수성을 나타내긴 하지만 값이 비쌀 뿐 아니라 그 수도 제한적이다. 결국 에이즈의 치료는 현재로서는 어려운 국면에 처해 있다. 그러다 보니 예방 쪽에 기대를 걸 수밖에 없다. 현재 수혈이나 성 접촉에 의한 에이즈 감염은 감소되고 있으며 정주약물 남용으로 인한 에이즈 환자 증가 추세로 볼 때 약물남용 억제를 위한 예방책이 최고의 에이즈 예방책이라고 하겠다.

그러기 위하여 선진국들은 재사용이 불가능한 주사기를 개발하고 있으며 주사기 소독방법도 가르치고 있다고 한다.

12월 1일은 '세계 에이즈의 날'이다. "이제 행동할 때(Time to Act)"란 주제를 정하고 있다.

아직까지도 한국인들은 에이즈에 대한 인식도가 극히 낮다. 에이즈가 외국의 한 질병인 것으로 받아들이고 있지 않나 하는 생각이 든다.

한국의 약물남용 현상도 과거의 경구약물 문화권에서 주사약물 문화권에 와 있음을 상기할 필요가 있다. 그리고 며칠 전 4억 원에 해당하는 염산날부핀 주사약이 시중 유흥업소에 유출되었다는 사실은 정주약물로 인한 에이즈의 심각성을 생각해 볼 때 불법약물(필로폰 등)은 물론 이들 약물의 시급한 통제가 필요하다. 현재 한국은 의약분업이 되어 있지 않다. 그래서 이들 약물의 불법유출은 그 통제가 어렵다.

빠른 시기 내에 의약분업이 이루어져야겠다는 생각이다. 그러나 여의치 못할 경우 향정신성 약물만이라도 부분의약분업을 해야겠으며 이도 어려운 경우 정주용 향정신성 약물만이라도 의약분업을 실시해야겠다. 이유는 약물남용 억제만이 에이즈를 예방할 수 있기 때문이다.

'세계 에이즈의 날'에 부쳐 한국의 경우 그 지름길의 하나인 정주 약물의 부분의약분업 실시를 촉구해 본다.


# 10 원더우먼과 600만 불의 사나이

과학이 발달하면 '원더우먼'과 '600만 불의 사나이'는 가능한가?

그들은 슈퍼맨으로서 푸른 옷에 빨간 망토를 두른 원조 슈퍼맨과 3인방을 이룬다. 이들은 무적과 무패를 자랑한다. 차를 들어올리기도 하고, 달리는 기차를 정지시키기도 한다. 또한 고층 건물에서 뛰어내리는 것은 물론, 높은 벽을 쉽게 넘고 슈퍼맨인 경우는 하늘로 날기도 한다.

청소년들은 왜 본드·가스를 흡입하는 것일까? 그들은 원더우먼이 되고 싶어 한다. 600만 불의 사나이가 되고 싶어 한다. 슈퍼맨이 되고 싶어 한다. 그런데 그렇게 될 수 있다. 단지 자신의 생각 속에서지 현실은 아니다. 그러나 그들은 현실과 착각을 구별하지 못한다.

본드·가스는 흡입 용량에 따라 각종 취기 상태를 나타내는데, 흥분감에서 시작하여 자제력에 상실이 오고, 이어 심한 우울증에 빠지기도 한다. 남용자는 흔히 초기 단계에서 나타나는 행복감과 도취감을 즐기고, 이어 나타나는 가면 상태와 몽상 상태를 즐기게 된다. 그리고 뇌의 기능이 더욱 억제되면, 판단 장애와 행동 제어력의 상실 단계에 이르게 되는데, 이때 앞뒤를 헤아리지 못하게 되어 충동적이며 파괴적인 행동을 일으켜서 폭력, 폭행, 자살, 살인 같은 범죄를 저지르기도 한다. 때로는 슈퍼맨과 같이 무한한 힘을 갖고 있는 것 같은 기분이 되어, 높은 곳에서 뛰어내리거나 날려고 하며, 달리는 차에 달려드는 이상한 충동에 사로잡히기도 한다. 그리고 용감성을 나타내기 위해서 자해 행위를 하기도 한다. 우리 청소년들의 팔이나 손등에 난 자해 자국들이 우연한 것이 아님을 알아야 한다. 한편 본드·가스의 환각 작용에 대해선 잘 정리되어 있지 못하나, 어떤 조사에서는 대상자의 상당수가 환시와 환청을 경험했다고 했으며, 그 경험은 환각제인 엘에스디(LSD)의 경우와 같이 즐거울 수도 있고 무서울 수도 있다고 한다. 즐거운 환상의 경우 생생한 환타지를 맛보게 되는데, 때론 에로틱하기도 하며, 자신은 늘 주인공이 된다고 한다.

그러나 공포의 경우는 사나운 동물을 보거나 유령, 악령과 맞서게 되며, 피가 엉킨 상처를 경험하기도 한다고 한다. 아무튼 현실이 아닌 것을 현실로 착각토록 하고, 실체가 아닌 것을 실체로 느꼈을 때, 본인은 차라리 돈키호테가 되는 것으로 끝나 다행이지만, 자기가 무슨 슈퍼맨이라도 된 것 같은 착각에 빠져 무모한 행동을 자행한다면, 그 행위는 곧 사망으로 이어지게 되니, 본드나 가스 흡입 자체가 얼마나 무모한 행위인지를 인식하여야 할 것이다.

슈퍼맨! 만화에서나 존재하는 것이고, 원더우먼과 600만 불의 사나이는 TV 속에서만 존재하는 것이니, 청소년들은 본드·가스의 힘을 빌려 슈퍼맨이 되려고 하지 말아야 할 것이다. 현실을 도피하기 위하여 인위적인 환각을 추구할 때, 바로 그 옆에서는 저승의 사자가 미소를 짓는다.

# 11  인류의 공적 제1호는 약물남용

인류에게 미해결의 장으로 남아 있는 것이 3가지가 있다. 환경오염과 기근 그리고 전쟁이다. 그동안 많은 노력을 경주해 왔지만 인간은 아직도 이 3가지에 대한 해결의 실마리를 찾지 못하고 있다. 이 같은 상태에서 인간의 정신세계를 황폐화시킨다는 면에서는 더욱 무서울 수도 있는 약물남용 문제가 하나 더하여 인류의 장래에 어두운 그림자를 드리우고 있다.

어느 날 필자의 연구소로 얼굴에 근심과 걱정으로 가득 찬 40대 초반의 주부 한 분이 찾아왔다. 자기 딸 친구가 시중에서 쉽게 구입할 수 있는 약을 먹다가 사망했다는 것이다. 그리고 자기 딸도 언제인가는 그 친구처럼 될까봐 걱정이라는 것이었다. 그녀의 딸도 사망한 친구와 같이 한 해 반 동안 그 약물을 사용해 왔다고 했다. 사망한 딸 친구는 자살목적으로 약물을 사용한 것이 아니고 흔히 청소년들이 그러한 목적으로 사용하듯이 약물에 취해 보고자 한 것이 그만 사망에 이른 것이다. 그리고 그날 이후 이틀 사이에 두 여학생이 같은 목적으로 사용한 동일 약물에 의해서 사망했다는 보도를 보았다.

헬시온이란 약물을 복용하던 환자 한 분이 13층 아파트에서 뛰어내린 적이 있다. 그리고 헬시온에 취한 50대의 여인이 80대의 노모의 머리에 권총 9발을 쏘아대 즉사시킨 적도 있다. 같은 약물을 먹고 미국의 부시 전 대통령은 일본 방문 시 만찬회 석상에서 졸도한 적도 있다. 향정신성 약물은 남용할 경우 인간의 행위를 예측 불허하게 만든다. 교통사고를 포함하여 자살, 살인, 강간 등 각종 범죄행위의 약 50%가 술을 포함한 각종 약물과 관련되어 있다.

필자의 연구소의 조사자료에 의하면 고등학교 3학년 학생의

32.6%와 중학교 3학년 학생의 24% 그리고 초등학교 6학년 학생의 17.8%가 술과 담배를 제외한 12가지의 남용약물을 사용해 본 경험을 갖고 있다. 비록 일부에는 의학적 목적이 포함되어 있다고 하더라도 선진국에 비하여 결코 적은 수치가 아니다. 뿐만 아니라 상습음주와 흡연에서는 오히려 미국을 포함한 선진국 학생들을 앞지르고도 있다. 그리고 최근에는 청소년들 중에 '주사용' 진통약인 날부핀(nalbuphine)이 상당히 폭넓게 확산되어 남용되고 있는 것으로 추산되고 있다. 지금까지 한국 청소년들은 경구용 약물에 친숙(?)해 왔지 주사용 약물에는 익숙하지 못하였다. 결국 한국의 청소년들도 선진국형 약물문화로 오염돼가고 있는 현상을 보이고 있다. 그리하여 1990년대는 선진국형인 복합약물남용(polydrug abuse) 현상과 '주사약물 문화권'이 형성될 전망이다. 한국 청소년들이 주로 사용하는 남용약물은 외국의 청소년들이 사용하는 불법적 약물이 아닌 합법적 약물이다. 불법적 약물(코카인, 헤로인, 필로폰 등)의 남용은 의약인에게는 윤리적이거나 도덕적인 책임이 없다. 그러나 합법적인 약물(제약회사, 도매상, 약국, 병원 등에서 구입이 가능한 약물)의 남용은 정치·경제·사회·문화적인 불안과 불만에 의한 간접 책임을 제외하면 의약인에게 상당한 책임이 있다.

오늘은 세계 약물남용 퇴치의 날이다. 청소년 약물남용 문제를 예방·억제하기 위하여선 교육부(청소년 약물교육 및 교재 개발), 보건복지부(남용약물에 대한 교육·계몽·홍보), 문화체육부(청소년 약물남용 예방홍보), 통상산업부(부탄가스), 환경부(본드), 국세청(술), 담배 인삼공사(담배), 검찰청·경찰청이 '직접' 관련되어 있다. 하지만 관심을 갖고 예방과 억제노력을 기울이고 있는 곳은 검·경찰과 복지부 그리고 문화체육부뿐이다. 타 부서는 노력이 거의 전무한 상태이다. 모든 관련부서의 각성이 필요하다.

현재의 한국 청소년상은 미래의 한국상이다. 그러므로 현재의 청소년상에 상처가 생기게 되면 미래의 한국상도 상처받게 된다. 지금 우리의 청소년들은 성인들의 무절제한 행동에서 비롯된 도덕관과 윤리관의 퇴락으로 무수한 상처를 받고 있다. 그래서 그들은 그러한 상처로부터 벗어나기 위하여 몸부림치고 있으며 그 탈출 대상으로 각종 약물을 선택하고 있다. 향정신성 약물은 정신의 기능을 왜곡시키는 작용이 있어 인간으로 하여금 본능적 행위를 유도한다. 인간의 본능적 행위는 반사회적 행동을 유발시킨다. 결국 청소년들은 각종 비행과 범죄 속으로 잠식되게 되며 그로 인하여 개인의 파멸은 물론 가정, 사회, 국가를 어둡게 만든다. 현재 한국의 청소년 약물상을 보면 모든 청소년층에 남용약물이 침투되어 있음을 볼 수 있으며 중학생을 포함하여 국민학생들까지도 약물에 오염되어 있음을 볼 수 있다.

약물남용 현상을 예방하거나 억제하기 위하여서는 ① 사회조사 ② 법 제정 및 개정 ③ 교육과 계몽 ④ 치료와 재활이 필수적으로 이루어져야 한다. 하지만 우리의 현실은 법 제정만을 통한 법 운영만 이루어지고 있을 뿐 나머지는 제대로 실시되고 있지 못한 상태이다. 법이 아무리 강화되어도 절도, 강도, 살인범은 절대 사라지지 않는다는 것을 알아야 한다. 1971년 미국의 대통령 닉슨은 '미국의 공적 1호는 약물남용'이라고 했다. 현재의 상황을 보면 미국의 공적 1호는 세계의 공적 1호가 됐고 한국의 공적 1호가 됐다.

세계 약물남용 퇴치의 날을 맞아 개인의 정신과 육체를 황폐화시켜 파멸로 이끄는 남용약물의 늪에 우리 청소년들이 빠지지 않도록 국가, 사회, 학교, 가정 그리고 개개인이 다시 한번 심각한 노력을 경주해야겠다는 생각이다.

(조선 일보 1993. 6. 26.)

# 12 남용약물은 뇌세포를 파괴한다

백조라는 이름을 갖고 있는 음악곡이 많다. 공화국의 초대 수상을 지낸 폴란드를 대표하는 음악가 파테레프스키는, 공기같이 맑은 연못에서 평화롭게 헤엄치며 노는 백조를 피아노 건반을 통하여 표현하고 있다. 그리고 슈베르트의 가곡집인 백조의 노래와 차이코프스키의 발레 음악 백조의 호수가 있다. 또한 바그너의 오페라 백조의 기사(일명, 로엔그린)를 들 수 있다. 특히 백조의 기사 중 3막 1장은 웅장한 결혼 행진곡으로 막이 오른다.

이어 유명한 로엔그린의 혼례의 합창이 혼례의 행렬과 함께 불린다. 전 세계의 대부분의 결혼식에서 바로 이 곡이 연주되는데, 사실 오페라의 내용은 해피 엔드가 아니다. 슬픈 이별로 끝을 맺는다. 그래서 이 곡을 배경 음악으로 해서 결혼을 하는 사람들은 이혼율이 높다고 한다. 믿거나 말거나이지만…… 현대 전 세계의 이혼율과 한국의 이혼율이 20~50%에 육박하는 것을 보면, 공연한 이야깃거리인 것만은 아닌 것 같다.

인간의 구조물을 조각내 보면 계통, 기관, 조직 세포 순이 된다. 세포가 모여서 인간이 된 것이다. 그러면 인간은 몇 개의 세포가 모여 이루어지는 것일까? 약 1백조의 세포가 모여서 된 것이라고 한다. 세포의 종류는 상피세포, 근육세포, 결합세포, 신경세포 등으로 다양하다. 이 중 신경세포는 우리가 신경을 써야 하는 세포이다.

이유는 일반 체세포들은 손상을 받더라도 일정 시간이 지나면, 관련 세포들이 세포분열을 하여 손상 부위를 메워 준다. 못에 찔리거나 칼에 베었다고 하더라도 며칠이 지나면 상처는 아물어져, 어느 곳이 칼에 베이고 못에 찔렸는지를 밝혀내기가 어렵다. 하지만 중추신경세포(뇌척수 신경세포)는 세포분열이 안 되기 때문에, 원상태로 복구되지가 않는다. 다시 말하면 한번 손상된 뇌세포는 재생이 안 된다는 것이다. 그래서 어떤 이유(바이러스, 세균, 유독 물질 등)로 인하여 뇌조직(세포)이 망가졌을 때에는, 그 같은 상태로 평생을 살 수밖에 별 수가 없다.

바이러스와 세균은 내가 원해서 들어오는 것이 아니고, 수시로 인체를 침입한다. 그러나 인체의 면역기능이 완벽하여 특별한 경우를 제외하고는, 별다른 문제를 일으키지 못한다. 하지만 유독 물질은 자의에 의해서 받아들여진다.

결론적으로 이야기를 하면 본드·가스는 뇌세포(중추신경세포)를 파괴한다. 그래서 뇌세포가 파괴된 상태로 평생을 살아야 된다. 뇌세포는 인간의 육체와 정신 그리고 행동을 지배한다. 본드·가스를 흡입한다는 것은 인간의 육체를 병들게 하고, 정신 기형과 행동 기형을 가져와, 결국 정상적인 인간으로서의 삶을 어렵게 만든다. 폐인과 파멸의 길을 걷게 할 뿐이다.

이렇게 무서운 결과를 낳는데도, 우리의 청소년들은 왜 본드·가스를 마시는 것일까? 우리 모두 지혜를 모아 생각하여 보아야 할 때이다.


## 13 약물남용과 호기심

장난감이라면 정신없이 좋아했던 둘째 녀석이 초등학교 다니던 15~16년 전의 일이다. 줄을 잡아당기면 공중으로 치솟아 올라가는 장난감 헬리콥터가 멋져 보이고 신기했던지 사달라고 졸라서 지금 돈으로 1만3~4천 원 되는 노란색 헬리콥터를 사준 적이 있다. 그러나 장난감을 손에 잡아 든 기쁜 마음은 채 1분도 안 되어 무참히도 실망으로 변해버리고 말았다. 줄을 잡아당기는 첫 시도에서 잠자리 날개받침이 부서져 버린 것이다.

장난감 일부가 부서져 버렸으니 바꾸어 달라고 할 수도 없는 일이요, 일이백 원짜리도 아니니 다시 사주기에도 망설여지는 순간이었다. 아들 녀석은 실망에 찬 어색한 표정으로 땅 밑을 내려다보다 간 먼저 길모퉁이로 사라져 버렸다. 그 녀석도 그랬겠지만 나도 지금 그때의 일을 생각하면 표현키 어려운 분노 같은 것을 느낀다.

'도대체 어떻게 그런 불량품을 만들어 아이들에게 평생토록 남을지도 모르는 상처를 입히는 것일까'

아이들은 부모가 사다 준 장난감을 두 가지 형태로 갖고 논다. 한 가지는 부모가 원하는 대로 곱게 곱게 다루어 오래도록 갖고 노는 형태고 다른 형태는 조금 갖고 놀다 속을 보려고 뜯거나 부수는 형태이다.

대부분의 부모는 둘째 형태에 불만족스러워 제재를 하거나 때론 압수하거나 한두 대의 매를 가할 수도 있다. 그러나 이건 부모가 자식에게 장난감을 사주는 그 근본 뜻을 모르고 있기 때문이다. 아이들이 장난감을 뜯거나 부수거나 하는 것은 '호기심' 때문이다.

아이들은 장난감 자동차가 소리를 내면서 움직이면 속이 어떻게 생겼기에 그런지 궁금증이 나 배길 수가 없는 것이다. 이때 현명한 부모라면 함께 뜯어 보여주고 설명해 줄 것이다.

청소년들이 담배나 대마초를 피우고 본드를 흡입하는데 도대체 왜들 그러는 것일까. 그 첫 번째 시도는 호기심 때문이다. 커크의 조사도, 레너의 조사도 그랬고 폴프손도 그랬다. 그리고 필자의 조사 결과도 그랬다. 청소년들이 각종 남용약물을 처음 시도하는 첫째 원인은 70% 이상이 호기심 때문이다.

콜롬부스가 아메리카 대륙을 발견한 것도, 아문젠이 남극을 탐험한 것, 그리고 달, 금성, 토성에 우주선을 쏘아 올리는 것도 모두 인간의 호기심 때문이다. 오늘날의 모든 인간문명 자체가 호기심 때문에 만들어진 것이라고 할 수 있다.

그러니까 인간에게, 그리고 특히 청소년에게 호기심이 없거나 호기심을 억제토록만 한다면 그 자체로 문제가 생길 수 있다.

얼마 전 미국의 명문인 버클리대학 친구들이 대학생을 대상으로 이런 조사 연구를 했다. 마리화나(대마초)를 피워본 경험이 있는 학생과 그렇지 못한 학생들을 분류하고 그들의 학교성적을 비교해 봤다. 그랬더니 놀랍게도, 일반인들의 생각과는 정반대로 마리화나를 피워본 경험(상습자가 아님)이 있는 학생들이 공부를 더 잘하더라는 것이었다.

다시 말하면 호기심이 별로 없는 학생들은 공부도 신통치 못하다는 것이다. 초창기 미국의 마리화나법은 엄하여 많은 청소년 희생자(?)를 냈다.

그래서 요즈음은 비범죄화하는 경향이다. 상습적으로 본드나 대마초를 사용하는 청소년들은 그에 따른 적절한 조치를 취하여야겠지만 호기심 때문에 한두 번 시도를 해봤다고 했을 때 상습자와 똑같이 취급할 수는 없을 것이다.

호기심이 없는 청소년들을 우리는 원치 않기 때문이다. 법은 그 자체에 철학이 있어야겠고 벌을 주는 것만이 최선의 해결책은 아니다.

# 14 모방 심리 · 모방 행위 · 모방 범죄

1년 2개월 된 손자 녀석의 행동을 보고 있노라면, 신기하다기보다는 신비스럽다. 보다 큰 아이들이 하는 행위, 어른들이 하는 행위를 모두 흉내 내려고 한다. 하다못해 샤워 후 면봉으로 귓속의 물을 닦아내면 자기도 면봉으로 흉내를 낸다. 그러나 이런 행위는 상당히 위험하다. 행위를 흉내 내다가 잘못하여 넘어지기라도 하면, 고막을 다치는 것은 물론 심하면 중이나 내이까지도 손상될 수 있기 때문이다.

그 이외에도 칼, 송곳 등 위험한 물건들을 전혀 겁내지 않는다. 그래서 아이들이 보는 앞에서는 물 한 모금도 못 마신다고 한다. 또 흉내를 못 내게 하면 막무가내로 밀어붙이기 식이다. 이렇듯 어린아이들에게도 모방 심리 · 모방 행위가 있는데, 심지어 이 세상이 온통 신기하고 신비스럽고 호기심으로 가득한 청소년들의 경우에 있어서는 오죽하랴! 그들도 어린아이의 경우처럼 위험이 무엇인지를 모른다.

위험과 호기심을 비교하여 말할 때, 위험보다는 호기심 쪽에 더 비중을 둔다. 어떠한 위험이 있다고 하더라도 호기심을 강하게 자극하면 행동으로 옮긴다. 그중의 하나가 매스컴의 내용들로, 필요악이지만 어쩔 수가 없다. 매스컴은 모방 심리 · 모방 행위 · 모방 범죄를 부채질할 수 있다.

1959년 미국 콜로라도 주 덴바 신문의 일요일 부록은 도시 부근의 청소년들이 플라스틱 모델 접착제(본드)를 손바닥에 바르고 황홀감을 얻기 위해, 그 증기를 흡입하는 기사를 사진과 함께 실린 적이 있다. 그리고 그 신문은 본드를 손수건에 묻혀서 흡입하는 또 다른 방법이 있다는 것도 사진 기사로 알리고 있다. 물론 기사 중에는 그같이 유기용제를 흡입하는 것이 얼마나 인체에 위험한 것인지도 경고하고 있다.

그 후 6개월이 지나자 덴바市는 예전에 보고된 바 없는 청소년 본드 흡입 사건이 50여 건이나 생겼다. 그리고 '61년에는 매월 30여 건에 이르게 됐다. 덴바 신문에서 다루어진 청소년들의 본드 흡입 기사는 결국 각종 신문에서 다루어지게 됨과 동시, 타 지역 청소년들도 그 같은 행위를 흉내 내기에 이르러, 본드 흡입 행위는 전국적으로 확산되기에 이르렀다.

드디어 '62년 타임지와 뉴스위크지도 본드 흡입에 관한 기사를 다루면서, 그들의 흡입 방법과 위험성도 경고하기에 이르렀는데, 청소년들은 위험성에는 관심이 없고 본드 흡입에만 호기심이 생겨, 더 많은 청소년 흡입제 남용만 조장시켰다. 그리고 그 같은 남용 습관은 전 세계로 번지게 됐다. 1994년 미 국립 약물남용 연구소의 고 3 학년 학생들의 흡입제 남용 실태를 보면 18%나 된다.

한국 청소년들의 본드 흡입 남용 습관은 성인들의 대마 흡연 습관과 같이 미국으로부터 수입된 것이지, 그들 스스로 개발한 것은 아니다. 그래서 매스컴은 절대 필요한 것이긴 하지만, 필요악임도 알아야 한다. 그래서 기사를 쓸 때는 신중해야 한다. 특히 기사 내용 중이나 화면 내용 중에는 흡입제를 사용하는 방법을 그림이나 사진으로 보여 주어서는 안 된다는 것이 약물남용 기사법(?) 제1조처럼 되어 있다.

그런데도 우리나라에서 만들어진 정부의 비디오나 사회단체의 비디오 그리고 TV의 관련 화면 내용들을 보면 한심하다. 앞으로의 시대는 정보화 시대라고 한다. 말로만 떠들어대고 있다. 선진 외국의 약물남용의 정보는 어느 수준에 와 있는지를 정부나 관련 단체는 하루속히 파악하여야 할 것이다. 일회용 반창고 시대는 지났다.

청소년들. 그들은 모방 심리가 아주 강한 모방 행위의 귀재들이다.

그리고 문제가 있는 청소년들에서는 모방 범죄도 일으킨다. 보여주는 대로 듣는 대로 흉내 내고, 성인들이 하는 대로 그대로 모방한다. 그래서 팥 심은 데 팥 나고 콩 심은 데 콩 난다. 자기 자식에게 어떤 문제가 생겼다면, 그 부모는 그 자식을 탓하기 전에 자신이 자기 자식에게 어떤 것을 보여주었는지를 반성해 볼 필요가 있다.

그리고 정부는 한국의 청소년들에게 어떠한 문제점들이 있다고 생각하면, 정부가 그들에게 어떠한 환경을 만들어 주었는지를 우선 생각해 보아야 할 것이다.

메아리! 시대가 변한다고 메아리 소리가 변하는 것은 아니다.

 # 15 청소년들은 왜 약물을 남용하는가?

마시다 질식해 사망하고, 마시면서 담배 피우다 폭발하여 사망하고, 마시다 취하여 달려오는 기차에 버티기 내기하다 부딪쳐 사망하면서도, 왜 청소년들은 본드·가스를 흡입하는 것일까. 그 첫 번째 원인을 우리는 '호기심'에서 찾아볼 수 있다. 호기심은 인간의 문명 세계에서는 절대로 필요한 것이다. 달에 화성에 금성에 우주선을 쏘아 올리는 것도, 콜럼버스가 아메리카 대륙을 발견한 것도, 자동차, 비행기, 선박이 발명된 것도, 그리고 컴퓨터가 발명된 것도, 그리고 기타 등등, 그간의 문명의 모든 이기물 및 발견물들의 등장이 인간의 호기심에서 비롯된 것이기 때문이다.

이제 막 걸음마를 시작한 애기 녀석들을 보자. 도대체 무서운 것이 없다. 뜨거운 물이 담긴 그릇이건, 끓는 물주전자이건, 가위이건,

칼이건 안 만지는 것이 없고 책상서랍, 장롱서랍 안 뒤지는 것이 없고, 세워놓은 물건 안 넘어뜨리는 것이 없다. 녀석들은 인식의 세계에 있지 않고 경험의 세계에 있다. 그래서 위험은 아랑곳하지 않고, 호기심을 풀기 위해 만지고 잡아당기고 주물러보고 흔들어보고 넘어뜨려 본다. 그러나 성인들은 호기심으로 인한 이러한 일련의 행위들을 나무랄 수만은 없다.

청소년들의 경우도 마찬가지이다. 그들도 위험보다는 호기심에 관심이 더 강하다. 이럴 때 우리는 지혜와 재치를 발휘하여야 한다. 만약 지나치게 나무랄 경우 발명과 발견의 원동력인 호기심이 죽어버려, 성장 후 아주 평범한 인간으로 전락해 버릴 수도 있기 때문이다. 모험적이고 도전적이며, 탐구적인 호기심이 많은 청소년을 우리는 원한다. 우리나라 교육이 입시 위주의 객관 중심의 교육이다 보니 많은 문제점이 노출되었다. 그래서 주관적 중심의 교육을 앞으로 실시하겠다는 것도, 어찌 보면 주관적 호기심이 강한 인간을 키우겠다는 것일 게다. 문명을 이끄는 것은 안주가 아니고, 호기심의 증폭이다.

두 번째 원인은 또래 집단과의 관계에서 찾아볼 수 있다. 한국성인들의 음주량과 음주 횟수는 세계적으로 평이 나 있다. 왜 그들은 허구한 날 마실까. 간장에 나쁘다는 것도 잘 알고 있고, 숙취로 인하여 일에 능률이 떨어지는 것도 안다. 그리고 심각한 가정문제를 일으키는 것도 안다. 그러면서도 그들은 매일 술을 마셔댄다. 이유는 직장 동료들과 그리고 선·후배들과 어울리기 위하여 술을 마신다. 그렇지 못할 경우 그들은 그 같은 집단에서 소외될까 봐 두려워한다. 결국 술은 중독 상태가 아닌 이상 자신이 원해서보다는 동료집단과 어울리기 위하여 마시는 것이 된다.

청소년의 경우도 마찬가지이다. 그들도 또래 집단과 어울리기 위해서 본드·가스를 마신다. 청소년들의 본드·가스 흡입 원인을 조사한 적이 있다. 내용을 보면 70% 정도가 호기심 때문에, 30% 정도가 또래 집단과 어울리기 위하여 본드·가스를 흡입하게 됐다고 했다. 물론 기타의 다른 원인에 의해서도 본드·가스를 흡입할 수 있다. 그러나 주요 원인은 호기심과 동료의 압력이나 영향에서 비롯된 어울리기 위해서이다. 한 청소년 집단의 대표적인 자가 술 마시고 담배를 피우며, 본드·가스를 흡입하면 그 집단 구성원 모두가 그와 똑같은 행위를 한다는 것을 보면, 또래 집단의 영향력의 위력을 이해할 수 있을 것이다.

세 번째는 본드·가스를 흡입하였을 때, 나타나는 편안감, 안정감, 행복감, 도취감 때문이다. 물론 흡입에 의하여 어떤 사람은 불쾌감을 느낄 수도 있다. 하지만 계속적으로 사용할 경우 그런 작용들은 없어진다. 이 같은 작용은 술이나 담배의 경우도 마찬가지이다. 술이 간암, 위암, 장암을 그리고 담배가 폐암, 기관지암, 방광암 등 기타 암들을 유발하는 원흉 물질임을 잘 안다. 그러나 사람들은 이들 물질을 즐긴다. 이들 물질이 편안감, 안정감, 행복감, 도취감을 주기 때문이다. 이런 상태를 우리는 유포리아(euphoria)라고 한다.

이들 약물에 의한 이 같은 작용 자체를 부정할 수는 없다. 다시 말하면 청소년들이 본드·가스를 흡입하는 것은 본드·가스를 통하여 편안감, 도취감 등을 얻기 때문이다. 정신적으로 육체적으로 건강한 청소년들도 호기심 때문에 본드·가스를 흡입해 볼 수 있다. 그리고 그들은 일단 호기심이 풀리고 나면, 그 같은 행위가 교육적으로 사회적으로 법적으로 윤리나 도덕적으로 허용되지 않는 것이기 때문에, 그 이상의 흡입은 하지 않는다.

그러나 문제가 내재되어 있는 청소년, 즉 개인적 갈등, 편안하지 않은 가정 분위기, 학교에서의 지나친 학력 요구 등으로 스트레스에 빠져 있는 청소년들은 비록 호기심에서 시작한 본드·가스 흡입이지만, 스트레스를 감당하기 어려울 때에는 현실 도피나 저항, 반항, 도전의 수단으로 이들 물질들을 이용하게 된다. 그런데 이 같은 물질들은 습관성과 중독성 그리고 내성과 금단증상이 있어 상당기간 사용하다 보면, 자신이 직접 그 사용을 중단하려고 하여도 중단할 수 없는 상태에 이르게 된다. 그리하여 결국 파멸의 길을 걷게 된다.

혹자들은 치료하면 될 것 아니냐고 반문할 수도 있다. 하지만 마약류의 치료 성공률은 20% 미만이고, 이것도 최신의 의료진과 시설을 갖춘 선진국의 경우이다.

결론적으로 이야기를 하면 청소년들이 본드·가스를 흡입하는 주원인은 호기심과 동료와 어울리기 위해서이다. 그래서 어쩌다 한두 번 그 같은 행위를 하였을 때, 법을 떠나서도 때로는 긍정적으로 생각해 볼 수도 있다. 그러나 문제가 있는 청소년의 경우는 문제를 도피하기 위한 수단으로 이들 물질을 사용하기 때문에, 쉽게 그 사용을 중단하지 않으며, 결국 중독 상태를 일으키게 되면 파멸의 길을 걷게 된다.

또한 전혀 과장된 이야기가 아님을 알아야 될 것은 본드·가스는 첫 번째 사용 시도에서 사망하는 예가 많다는 것이고, 중독이 되었을 경우 그 치료가 극히 어려워 그로 인하여 사망하는 예가 많다는 것이다. 본드·가스! 호기심도 또래와 어울리기 위해서도 좋다.

그러나 나의 하나밖에 없는 생명이 그 무엇보다도 중요하다는 것을 청소년들은 알아야겠다.

# 16 청소년 스트레스와 약물남용

열두서너 살 되는 남녀 아이들이 창살로 출입이 제한된 병동 안에서 옹기종기 모여 앉아 소곤대거나 쫑알거리고 있다. 누가 보아도 평화스러운 모습이다. 그러나 그 아이들의 눈빛은 우수와 저항으로 차 있다. 우수는 체념의 표현이고, 저항은 분노의 표시이다.

누가 이 어린아이들의 눈빛을 이토록 애절하게 만들어 놓은 것일까? 담당의사는 그간 착하게 말을 잘 들었다고 주말에 집에 다녀오라고 한다. 아이들은 반가워 어쩔 줄 몰라하며 병원 문 밖으로 달려 나간다.

엄마 아빠 찾아 집으로 가는 것일까? 그들이 가는 곳은 집이 아니다. 본드·가스와 약을 사러 간다면 사람들은 믿을까? 슬픈 눈과 슬픈 가슴으로 쳐다볼 수밖에 없는 장면이다.

동물을 대상으로 한 실험에서 동물 스스로가 원하면 언제든지 마약이 자가 투여되도록 실험 장치를 해 주면, 동물들은 처음에는 부담 없이 마약을 즐기게 되고, 이어 탐닉을 거쳐 중독 상태에 이른다. 중독된 상태에서 금단증상이 일어나자 동물들은 이제는 자의가 아닌 타의에 의한 강압 상태에서 마약 주사를 계속 서두르게 된다. 그리고 마약의 용량도 내성형성으로 점점 증가한다.

결국 마약 용량이 치사량에 이르자, 동물은 입에 거품을 물고 두 눈이 충혈된 채 몇 번의 전신 경련을 일으키다 사망한다.

청소년들은 왜 약물을 남용하는 것일까? 유전적 요인과 환경적 요인이 작용할 수 있다. 환경적 요인에 따라 유전적 요인은 변화할 수 있다. 그렇게 보았을 때 우선은 환경적 상황을 생각해 볼 수 있다. 성인들은 환경적 상황에 대처할 수 있는 어느 정도의 저항성을 갖고 있다. 하지만 청소년들은 유약한 뇌 억제기전을 갖고 있기 때문에 스트레스에 대한 적응 능력이 약하다.

그렇기 때문에 견디기 어려운 스트레스가 가하여졌을 때 공격하거나 도피하게 된다. 그리고 도전(공격)의 수단과 도피의 수단으로 약물을 사용한다. 그런데 약물은 반도덕적이고 반윤리적이며, 반사회적인 행동을 해서는 안 된다는 뇌의 억제 기전을 더욱 억제하는 작용이 있으니 설상가상격이다.

결국 청소년들에게 가하여진 감당하기 어려운 스트레스는 비행과 범죄로 연결되게 된다. 최근의 자식들의 패륜적인 행동은 바로 그러한 결과들인 것이다. 우리는 행동 그 자체를 나무랄 수만은 없다. 그러한 행동을 저지르게끔 한 가정, 학교, 사회를 먼저 나무라야 한다.

인간의 유전 인자는 모두 다르다. 그것은 이 세상에는 아직 닮은 얼굴을 갖고 있는 사람이 일란성 쌍둥이(유전 인자가 같다)를 제외하고는, 단 한 명도 없는 것을 보면 알 수 있다. 설혹 가능성이 있다 하더라도 1백억 분의 1이다.

지구상에 현존하는 인구는 50억을 조금 넘을 정도이기 때문에 현재로선 없다. 유전 인자에 따라 개인의 특성, 특기, 취미, 적성 등이 만들어진다. 다시 말해서 유전 특성에 의하여 과학인, 문학인, 음악인, 미술인, 체육인 등이 만들어진다는 것이다.

수백만 년이 아닌 20~30년의 환경 요인은 유전 인자를 근본적으로 변화시키지는 못한다. 과학 유전자를 미술 유전자로 변화시킬 수 없다는 것이고, 체육 유전자를 음악 유전자로 전환시킬 수 없다는 것이다.

만일 전환시키려고 한다면 결과는 '쭉정이'만 만들어낼 뿐이다. 영어가 수학이, 그리고 그림이 음악이 싫은 학생에게 억지를 써서 영어, 수학, 그림, 음악을 하도록 강요하면, 그들은 적응에 한계가 왔을 때 폭발한다. 폭발은 분노와 저항을 낳고 분노와 저항은 비행과 범죄로 이어진다.

왜 우리의 부모들과 선생들은 자기 자식이 그리고 자기 학생이 어느 유전 인자를 갖고 있는지를 살피려 들지 않고 무조건 일류 유치원, 초등학교, 중·고등학교, 대학에, 그리고 일류(?)과에 보내려 하는 것일까? 그래야만 부모의 체통이 서고 학교가 빛나는 것인가?

우리 청소년들의 범죄율이, 그리고 성범죄율이 세계의 1위라는 것을 그들은 알고 있을까? 그리고 그 원인이 무엇 때문인지도 알고 있을까? 유전 인자에 반하는 결과를 강요하지 말아야 한다. 청소년들이 술 마시고 담배 피우고 음란 비디오를 본다고 성인들은 야단이다. 그러나 정작 그들에게 이런 유해 환경을 조성한 사람은 누구인가? 선진국의 경우는 절대로 미성년자에게는 술과 담배를 팔지 않는다. 우리의 법에도 "미성년자(20세 미만)에게 그가 끽연 또는 음용할 것을 알고 술이나 담배를 판매한 연초 또는 주류 판매자 및 그 고용인에게는 1년 이하의 징역이나, 1백만 원 이하의 벌금, 구류 또는 과태료에 처한다"(미성년자 보호법 제6조)고 되어 있다. 그러나 그들은 그러한 법이 있는지조차도 모를 것이다.

미국 교육성의 청소년 약물남용 예방을 위한 1년간의 예산액은 6천억 원이다. 그러나 우리의 교육부는 1원도 책정하지 않고 있다.

우리의 청소년들이 잘못을 저질렀다고 탓하기 전에 성인들이 청소년 환경에 관심을 가졌어야 했다. 청소년들로 구성된 성인 선도와 각성 위원회가 필요한 시기이다. 성인들이여! 각성할지어다. 그리하여 청소년들을 약물로부터 보호하자.

# 17 약물남용자를 미리 예측할 수 있을까?

　약물남용을 예방하기 위해서는 전략이 필요하다. 그것은 전쟁에서 그리고 각종 선거에서 승리하기 위해서 필요한 것뿐만이 아니고, 개인의 성공을 위해서도 절대 필요한 것이다. 그간 약물 선진국들은 약물남용을 예방한답시고 무작위적으로 예방교육을 실시했다. 그랬더니 오히려 모르는 학생에게는 호기심만 촉발시켜, 약물남용 청소년의 수를 증가시키는 현상을 초래했다.

　그래서 지금은 대상 집단에 따라 교육 내용을 달리하고 있다. 대상 집단 중에는 약물남용에 보다 취약성을 나타내는 집단이 있다. 고로 이들 집단에 대해서는 각별한 관심과 그들에 맞는 교육 내용과 예방 프로그램들이 만들어져야 한다.

　미국은 1986년에 약물남용 퇴치법을 마련했다. 미국은 그동안 약물남용을 억제하기 위하여, 법이 마련되어 있지 않아 새삼스럽게 법을 만든 것은 아니다. 1914년 마약법을 기점으로 수많은 관련법들이 만들어져 왔다. 그러나 약물남용 인구는 감소하지 않고 여전히 증가하자, 이 법이 만들어졌다. 이 법의 내용은 약물을 남용할 수 있는 대단히 위험한 환경에 놓여 있는 청소년들의 약물남용의 예방, 치료 그리고 재활을 위하여 효과적인 방법들을 실현하는 계획들을 위해 공공단체와 비영리 사회단체에 시범 연구 계획을 지원하도록 하는 것이었다. 우리로서는 부럽기만 하다. 어떤 정부 관련자들은 우리도 그렇게 하고 있다고 할는지는 몰라도, 말 가지고 장난하면 안 된다. 그런 말은 파리의 X도 X이다 식이다. 청소년들이 약물을 남용하게 되는 데는 어느 한 가지 요인이 아니고 여러 요인들이 관련된다.

　예를 들면, 사회·문화적 배경, 지역사회적 배경, 가족력과 가정환

경, 또래의 영향, 학교의 성적과 학교의 영향, 그리고 개인적 특성 등
이다. 이 중 우리나라의 경우는 학교의 성적과 학교의 영향이 상당한
영향을 미치고 있다. 이유는 필자의 조사 연구에 의하면, 본드 흡입
경험이 있는 학생의 69.2%가 학교에 불만을 갖고 있었다. 전술한 동
법에는 약물남용의 위험도가 높은 청소년 집단을 정의하고 있다.

내용을 보면

- 경제적으로 불우한 청소년들
- 가출 혹은 집이 없는 청소년들
- 학교를 중퇴한 청소년들
- 임신한 청소년들
- 정신건강에 문제가 있는 청소년들
- 자살을 시도했던 청소년들
- 약물을 남용하는 부모가 있는 청소년들
- 신체적·성적·정신적으로 학대받은 청소년들
- 폭력이나 비행 행위를 저지르는 청소년들 등이다.

그래서 위와 같은 내용들을 갖고 있는 청소년들은 그들에게 맞는
예방 프로그램이 필요한 것이다. 다시 말해서 하나의 프로그램이 모
든 청소년에게 다 알맞은 것은 아니라는 것이다. 그렇기 때문에 대
상에 맞는 프로그램이 필요한 것이다. 그런 프로그램 개발을 위하여
미국이 법까지 만들었다.

우리는 법까지는 못 만들더라도 정부가 관심이라도 가졌으면 좋겠
다. 그리고 더욱 첨가하고 싶은 말은 우리의 약물 예방교육이 과거
에 이미 실패한 약물 선진국의 내용을 그대로 답습하고 있다는 것이
다. 그렇다고 보았을 때, 그나마 국소적으로 이루어지고 있지만, 교

육 내용이 빠른 시일 내에 재검토되어야겠다는 생각이다. 그것은 성교육 내용이 잘못되면 성행위자나 성폭력자를 더욱 증가시킨다는 과거, 현재의 예를 보아서도 알 수 있기 때문이다. 교육은 실시하는 것이 중요한 것이 아니고, 어떻게 실시하느냐가 중요한 것이다.

한국의 교육열과 이스라엘의 교육열이 세계에서 가장 높다고 한다. 노벨상의 30% 이상이 유대인에게 돌아갔고, 업적의 50% 이상이 그들에 의한 것이라고 한다. 하지만 한국은 노벨상 수상자가 아직까지 단 한 명도 없다.

교육 내용에 반성이 있어야겠다. 그리고 예방교육이 '조장' 교육이 되어서는 안 되겠다.


# 18 약물남용을 예방하는 환경 인자들은 무엇인가?

'약물남용자를 미리 예측할 수 있을까?'에서 9가지 높은 위험 요인(high risk factor)들이 각종 약물을 남용케 할 가능성을 높인다고 했다. 그러나 그러한 요인들을 갖고 있다고 해서 모두가 약물을 남용하는 것은 아니다. 컴퍼의 연구에 의하면, 알코올 중독자의 자녀들 중 12~25% 정도만이 술과 약물 문제로 발전된다고 추정했다. 그리고 미국의 알코올 문제 연구소(NIAAA)는 단지 41%만이 신중히 대처해야 할 문제 청소년으로 발전한다고 추정했다. 따라서 가장 잘 연구되고 파악된 약물남용 위험 요소 중의 하나인 알코올 중독자의 자녀인 경우, 그중 적어도 75%는 술과 약물 문제에서 벗어날 것으로 추정되고 59%는 심각한 문제 청소년이 되지 않을 것으로 추정된다.

이렇듯 같은 요인을 갖고 있으면서도 문제 청소년과 정상 청소년으로 발전하는 이유는 무엇일까? 그런 이유들을 연구한다는 것은 상당한 의미를 부여한다. 그런 의미에서 베르너는 청소년의 환경적 요인과 비행 그리고 그 밖의 부정적 결과들에 대한 조사 연구에서, 비록 위험 속에 있는 청소년들이기는 하지만 그들에게 좋은 환경이 만들어지면, 건전하고 순응적인 청소년으로 성장해 준다는 환경 인자들을 발견해냈다.

그 내용을 보면,

1. 자녀는 2년 이상(2살 터울)의 간격이 있는 넷이나 그 이하의 자녀들을 두는 경우
2. 생후 1년 동안은 유아에 대하여 지대한 관심을 가져 주는 경우
3. 유년 초기에는 부모와 자식 간에 적극적인 관계를 유지하는 경우
4. 어머니 말고도 돌보아줄 수 있는 사람이 있는 경우
5. 형제와 할머니, 할아버지가 관심을 가져주는 경우
6. 어머니가 집안일 이외의 직업을 가질 때 그 직업이 안정된 것일 경우
7. 친척과 이웃들의 정서적 도움이 가능할 경우
8. 가정의 구조와 규칙(역할)이 잘 이루어질 경우
9. 가치관이 일치하고 응집력이 강한 경우
10. 가까운 동료 친구가 있는 경우
11. 교사나 혹은 목사와 상담이 가능한 경우
12. 전문 서비스(건강, 교육, 사회봉사 등)의 이용성이 용이한 경우 등이다.

한 사람의 건전한 인격체가 만들어지는 데는 유전 인자와 환경 인자가 관여한다. 약물에 취약한 유전 인자가 열악한 환경 인자를 동반할 때, 그런 청소년들은 약물을 남용하게 된다. 하지만 약물에 취약한 유전 인자라고 하더라도, 좋은 환경 인자를 만나면 약물남용으로부터 벗어날 수 있다. 그리고 반대의 경우도 마찬가지이다.

다시 말해서 술 잘 마시는 집안(유전)에서 태어났다고 해서 술 잘 마시는 것도 아니고, 술 못 마시는 집안에서 태어났다고 해서 술 못 마시는 것은 아니다.

환경, 다시 말해서 술을 마시도록 또는 덜 마시도록 그리고 못 마시도록(신앙) 하는 환경이 중요하다. 약물을 남용하도록, 술을 마시도록, 그리고 본드·가스를 흡입하도록 하는 환경이 문제이다. 우리 청소년들의 주변을 싸고 있는 환경은 어떠한 환경일까? 청소년을 360° 감싸고 질식시키고 있는 각종 유해 환경 그리고 학력 제일주의의 환경, 이런 환경들이야말로 청소년들로 하여금 약물을 남용토록 그리고 본드·가스를 남용토록 하는 환경들이다.

대기 환경을 오염시키지 말자는 구호도 절대 필요하다. 하지만 우리에게는 청소년을 위한 건전한 환경 그리고 학력 스트레스가 없는 환경이 필요하다.

청소년들의 환경을 오염시키지 않도록 성인들은 많은 반성을 하여야겠다.

# 19 청소년 약물남용 예방을 위한 12가지 프로그램

이 세상 어느 부모치고 자기 딸이 예쁘고 상냥하고 살림 잘하는 현모양처로 성장하기를 바라지 않겠는가. 그리고 자기 아들이 씩씩하고 용감한 청소년기를 거쳐 훌륭한 전문직업인으로 성장하기를 바라지 않겠는가. 그러나 이 세상의 모든 여자가 현모양처가 아니듯, 이 세상 모든 남자가 훌륭한 현부양남이 되는 것도 아니다. 자식은 부모가 원하는 대로만 성장하고 형상화되는 것은 아니다. 오이씨로 호박이 만들어질 수 없고 호박씨로 오이가 만들어질 수 없다. 양질의 오이로 그리고 양질의 호박으로 만들도록 노력하는 것이다.

그러기 위하여서는 양질의 환경, 즉 오염되지 않은 물, 공기, 토양을 제공해 주어야 한다. 그러면 품질 좋은 오이, 호박이 만들어진다. 청소년의 경우도 마찬가지이다. 그들에게도 편안하고 안정되고, 행복을 느낄 수 있는 환경을 만들어 주면 훌륭한 인격체로 성장하는 것이다.

모든 동식물은 환경에 따라 싹을 돋을 수도, 알에서 그리고 모체의 자궁을 벗어날 수가 있다. 그렇지 못하면 싹을 낼 수도, 알을 그리고 자궁을 벗어날 수가 없다. 꽃을 피워보지도 못하고 봄에 지는 낙엽들이 너무 많다. 본드·가스 그리고 각종 약물들이 그 주범들로 청소년들을 그렇게 만든다. 왜 청소년들은 본드·가스와 약물들을 사용할까. 우리 청소년들의 생활환경에 문제가 있기 때문이다. 동물실험을 해보았다.

유전적으로 술에 취약성이 있는 쥐와 그렇지 않은 쥐에게 모두 스트레스를 주어 봤다. 취약성이 있는 쥐가 술을 빨아 대는 것은 물론이지만 술에 취약성이 없는 쥐들도 술을 빨아대는 것이다. 비행성인 유전 인자가 있고, 모범성인 유전 인자가 따로 있다고는 현재의 과학으로는 구별할 수 없지만 인간은 오염된 환경, 나쁜 환경에 노출되면, 원치 않는 모습으로 될 확률이 크다. 그것은 리트머스 시험지가 산성 환경에 노출되었느냐, 아니면 알칼리성 환경에 노출되었느냐에 따라 붉은색, 푸른색으로 변하는 것과도 같다.

우리 청소년들의 대부분의 환경은 편안하지도, 안정되지도 행복하지도 않다. 필자의 연구소에서 조사한 바에 의하면, 본드 흡입 경험이 있는 고등학생들의 62%가 자신, 가정, 학교, 사회에 대하여 불만을 갖고 있었다. 그러하니 그들의 환경이 안정되지 않고 오염되어 있음을 알 수 있다. 오염된 환경은 밤·아침 안개 지우듯 어느 한순간에 지워버릴 수가 없다. 그리고 지워지지도 않는다. 이유는 수많은 환경요소들이 거미줄 모양으로 서로 얽혀 있기 때문이다. 어쩔 수 없는 환경에서 살아남으려면, 환경과 맞서 싸울 수 있는 자생력을 키워 주는 길밖에는 없다. 스스로 방어벽을 쌓도록 자구력을 키워주는 것이다. 다시 말해서 청소년들로 하여금 오염된 환경에서 살아남도록 하기 위하여서는 그들에게 자구력과 자생력을 키워주는 길밖에는 없다는 것이다. 그들이 남용약물을 사용하지 않도록 자구력과 자생력을 키우도록 하는 데는 어떤 방법들이 있을까. 12가지 형태의 청소년 약물남용 예방 프로그램이 제시되고 있다.

첫째, 정보 프로그램으로 약물남용으로 오는 결과들과 그 같은 위험성들을 교육시킴으로써, 잘못된 개인의 신념에 변화를 주고자 하는 데 목표를 두고 있다. 정보는 생물학적·화학적·역사적·법률학적 내용에 초점을 맞추고 있다. 결과는 긍정적일 수도 부정적일 수도 있지만, 약물남용이 인체와 정신 그리고 사회에 미치는 영향 등을 교육한다. 최근의 정보 프로그램은 심각한 건강상의 문제보다는 약물남용으로 인한 즉각적인 사회적 문제에 초점을 맞추는 경향이 있다.

둘째, 의사 결정 내리기 프로그램으로 약물을 남용할 것이냐, 말 것이냐에 대한 이성적인 의사 결정을 내리도록 가르친다. 이 프로그램은 청소년들에게 문제점을 확인하고 해결책을 생각해내도록 하여, 여러 가지 선택 방법 중에서 올바른 선택을 하도록 한다. 즉 특별한 상황에 처하게 되었을 때, 이성적으로 대응하도록 가르친다.

셋째, 서약 프로그램으로 약물을 사용하지 않도록 청소년들로 하여금 개인적인 서약을 채택하도록 해준다. 이러한 프로그램은 약물을 남용하거나 술을 마시는 행위들이 윤리적으로 나쁘다는 것을 가르친다. 이 프로그램의 또 다른 접근방법은 붉은색의 리본을 두르고 서약 카드에 서명하여 서명신청을 하는 것이다. 프로그램의 성공 여부는 약물이나 술을 남용하지 않겠다는 개인적인 강력한 서약의 의지가 생길 때 가능하다.

넷째, 가치규명(정화) 프로그램으로 개인의 가치와 그들 행위의 결과 사이의 관계를 검토함으로써 개인의 가치는 약물남용 행위와 병립할 수 없다는 것을 가르친다. 이 프로그램은 개인으로 하여금 존재 가치를 인식하도록 돕거나, 긍정적인 가치를 찾도록 돕는 활동들을 담고 있다. 가치규명 활동들은 주로 개인의 가치체계가 모순이나 문제점에 빠져 있을 경우, 그룹토론이나 계획 활동을 수행한다. 가치규명 프로그램은 삶의 선택에 영향을 주기 위해, 개인의 가치를 중심적 위치에 둠으로써 영향을 줄 것으로 기대되며, 약물 사용이 개인의 전 생애의 목표와 모순된다는 변화된 의식에 의해 영향을 미칠 것으로 기대된다.

다섯째, 목표 설정 프로그램으로 목표를 설정하고, 그 목표에 도달하는 기술을 가르치며, 성공의 방법을 선택하도록 격려한다. 이 프로그램은 약물과 알코올의 사용이 성취 목표와 맞지 않는다는 것에 중점을 두고 있다. 청소년들은 이 과정을 통하여 성취에 도달하였을 때, 보상을 받게 된다. 이 프로그램은 개개인에 있어서 성취 지향의 발달과 성취에 대한 노력의 동기를 통하여 약물을 남용하지 않겠다는 마음의 변화를 가져올 것이라고 가정하고 있다. 예방효과를 가르치는 것은 긍정적인 인생의 목표를 설정하고, 성취하기 위한 기술의 응용이다.

여섯째, 스트레스 관리 프로그램으로 스트레스에 대처하고, 스트레스를 잘 처리하는 기술을 가르친다. 스트레스 관리는 청소년들에게 정신적으로 어려운 상황에 대처하는 기술을 가르치는 데 초점을 맞추고 있다. 스트레스 처리 프로그램은 인생의 난관에 대처하는 개개인이 인식하는 자기 효율성을 증가시키는 것에 의해, 그리고 문제 상황을 처리하기 위한 대처 기술의 적용을 통해 운영하도록 요구된다. 스트레스를 덜 느끼도록 하는 것이 약물 사용의 기회를 감소시킬 것으로 기대하는 것이, 이 프로그램의 목표이다.

일곱 번째, 자기존중 프로그램으로 개개인으로 하여금 자기가 가치가 있는 존재라는 것을 느끼도록 하는 데 초점을 맞추고 있다. 학생들은 실패와 난관을 수용하고 별것 아니라고 느끼도록 한다. 실패에 대한 집착은 청소년들을 낙담케 한다. 선천적이거나 자신에 의해서, 개발된 능력의 진가와 고유성은 청소년들로 하여금 용기를 북돋아준다. 이 프로그램은 개개인이 자기를 얼마만큼이나 가치 있는 인간인지를 깨닫게 하는 정도에 따라, 성공 여부가 달려 있다.

여덟 번째, 저항기술 훈련 프로그램으로 청소년들에게 또래(집단)나, 형제, 부모, 어른, 대중매체로부터의 약물남용에 대한 압력과 영향을 인식하고, 단호하게 저항하는 것을 가르친다. 이 프로그램은 약물남용을 권하는 것을 거절하는 개인적 기술의 발달과 동료의 압력에 저항하는 것이, 자기의 효율성을 높이는 것이라는 것을 깨닫게

함으로써, 약물남용을 억제하도록 하는 것이다.

아홉 번째, 생활기술훈련 프로그램으로 대화기술과 대인관계 기술 그리고 개인 간의 갈등을 해결하는 기술들을 가르친다. 이 프로그램은 학생들로 하여금 약물 사용에 대한 단순한 저항이나, 광고의 압력을 인식하는 능력보다는, 보다 더 폭넓은 접근을 갖는 기술들을 가르친다.

열 번째, 규범설정 프로그램으로 약물남용에 대한 보수적 규범을 확립한다. 이 프로그램은 약물 사용에 대한 청소년들의 그릇된 인식을 고쳐주고 보수적인 집단규범을 확립한다. 규범설정 프로그램은 동료지향적인 사회적 체계에서 약물에 대한 기대감을 감소시키고, 약물남용 청소년이 그렇게 많지만은 않다는 것도 가르친다. 다시 말해서 모든 청소년들이 약물을 남용하지는 않는다는 것이다. 아울러 칭찬받는 동료의 표창들은 약물 사용을 거부한 데서 비롯되었음을 강조한다.

열한 번째, 보조 프로그램으로 인생문제를 다루는 것에 대한 중재와 조언을 제공한다. 이 프로그램은 동료를 이용하여 약물남용에 관하여 가르치거나 조언한다. 특히 약물남용의 위험성에 처해 있는 청소년들의 조기 간섭에 이용되는 것이 좋다. 그리고 그들은 수업 외의 개인적인 문제를 해결하는 데도 도움을 준다. 보조 프로그램은 동년배들로 하여금, 예방에 있어서 완전한 역할을 하도록 지원한다.

열두 번째, 대안 프로그램으로 이 프로그램은 약물에 노출될 기회 (시간)를 감소시키기 위하여, 다양한 정보와 활동 프로그램을 제공한다. 이러한 다양한 활동들은 약물 사용의 위험에 처한 청소년들로 하여금 약물남용에 대적할 힘을 키워준다.

세미나나 심포지엄 때 보면, 대부분의 사람들은 본드·가스 사용을 예방하거나 치료하는데, 어느 특정 방법이 없나 하고 묻는다. 약물남용을 치료하고 예방하는 데는 '왕도'가 없다. 환경을 바꾸어 주도록 그리고 자구, 자생력을 키워주도록 가정, 학교, 사회, 국가가 노력하는 것뿐이다.

현재와 같이 그렇지 못할 경우, 우리 청소년들의 약물 인구는 계속 늘어날 뿐이다. 진초록의 무성한 나뭇잎도 '고엽제'가 뿌려지면 순식간에 낙엽으로 변한다. 우리의 무관심으로 우리의 주변에서 봄의 낙엽이 뿌려지고 있다. 안타까운 일이 아닐 수 없다.

## 20 약물교육

'청소년 선도위원회'라는 것이 있다. 청소년들이 탈선하지 않도록 예방하고 보호하자는 성인들의 한 단체이다. 고마운 단체가 아닐 수 없다. 그러나 한편 생각해 보면 선·후가 바뀐 감이 없지 않다. 한국의 지금의 상황으로 보면 성인들로 구성된 청소년 선도위원회가 필요한 것이 아니고 청소년들로 구성된 성인 선도위원이 필요하기 때문이다. 그것도 당장에 말이다. 콩 심은 데 콩 나고 팥 심은 데 팥 나듯이 한 나라의 청소년상은 그 나라의 성인상일 수밖에 없다. 성인들은 청소년들이 술 마시고 담배 피우며 거친 행동과 거친 말을 서슴지 않는다고 나무란다. 그리고 음란 비디오와 음란 만화를 본다고 질책한다. 그러나 생각해 보면 원인 제공자는 모두 성인들이다.

그들이 청소년들에게 술을 팔고 담배를 팔았으며, 음란 비디오와 음란 만화를 돈 받고 보여 주었기 때문이다. 선진 미국의 경우를 보면 주마다 법이 다르기는 하지만, 18~22세까지 청소년으로 구별하여 주류 판매를 법적으로 금하고 있다. 이 나이는 대학생 수준의 연령이다. 그래서 한때 뉴저지 대학생들은 항의 시위를 한 적도 있다. "우리가 군대에 입대하면 총도 쏘고 탱크도 몰 수 있는데 왜 술을 못 마시게 하느냐"고. 하지만 주정부는 "너희들은 덩치만 컸지 아직 머리에 피가 안 말라 행동을 스스로 책임질 수 있는 능력이 없다"고 단호히 잘라 말했다. 그리고 법적으로 담배도 미성년자에게는 팔지 못하도록 되어 있다. 비록 그들도 담배 자동판매기가 문제가 되긴 하지만, 우리의 경우와는 너무나 큰 차이를 보이고 있다.

청소년들을 약물남용으로부터 예방·보호하는 방법은 없을까, 그간 약물남용 문제로 골치를 썩여오고 있는 선진국들은 수많은 방법들을 개발해 내고 적용도 시켜 보았다. 그러나 그 방법이 남녀노소 집단, 인종 집단, 지식과 경제 상·하위 집단 등에 따라 다양하여야 함을 발견함으로써 현재 탈진 상태에 놓여 있다. 그러나 최근에는 약물 그 자체에 초점을 맞추기보다는 '건강한 삶'을 살도록 하는 방법을 가르치는 데에 초점을 맞추는 것이 오히려 우회적으로 약물남용을 억제하는 효과가 있음을 알아냈다. 이유는 미국의 3대 사망원인이 심장 질환, 암, 뇌졸중인데 이 같은 질병은 나쁜 생활습관, 즉 흡연, 음주, 운동부족, 스트레스, 부적절한 식생활에서 비롯된다는 것이다.

그래서 라이프·스타일 질환('lifestyle' diseases)이라고도 부르는데, 이 lifestyle(생활방식)을 바꾸면 3대 사망으로부터 벗어날 수 있으며 건강한 삶은 물론 평균 11년의 수명을 연장할 수도 있다고 한다. 그러다 보니 '건강습관'에 관심을 갖게 되고 건강에 관심이 높아지다 보니 자연히 약물남용을 안 하게 되더라는 것이다. 현재 약물남용 예방을 위하여 교육시키고 있는 건강습관(health habits) 7가지를 소개하면 다음과 같다.

첫째는 '절대 흡연하지 말 것'이다. 얼마 전에 수입 자몽(grapefruit)에 유독성 농약이 들어 있다는 보도가 있자 갑자기 자몽 소비가 감소하여 상한 자몽을 폐기 처분하자 미국의 수출상인들이 한국이 자국의 농산물을 보호하기 위하여 의도적으로 퍼뜨린 이야기라고 하여 강한 항의를 제기한 적이 있다. 아직 그 후유증으로 지금도 자몽 소비는 여전히 열세를 면치 못하고 있다. 한국 사람들이 얼마나 자기 건강을 중요시하는지를 보여주는 한 본보기이다. 그러나 흡연의 경우를 보면 그렇지도 않다. 담배에는 발암 성분이 15개나 된다. 대표적인 것이 벤조피렌으로 유기용매에 녹여 토끼의 피부에 바르면 12주 만에 암세포를 유발시킨다. 암이 10년, 2·3십 년에 걸쳐서 발생한다는 것을 생각해 보면 12주 만에 암세포가 만들어진다는 것은 충격적인 것으로 당장 금연하는 것이 당연하다. 하지만 한국이 전 세계에서 흡연 인구와 1인당 담배 소비량이 가장 많은 것은 무엇을 의미하는 것인지.

둘째는 '정기적으로 운동을 하라'는 것이다. 운동은 일주일에 3일 이상을 하여야만 효과가 있고 땀이 날 정도로 30분 이상만 하면 된다.

셋째는 '금주하거나 적당히 음주하라'는 것이다. 적당한 음주는 한국의 반주 정도의 음주량을 말하는 것으로 양주로는 칵테일 1~2잔 정도이다. 그리고 음주 횟수는 한 달에 4~5회 정도로 제한하고 있다. 과거에는 웃어른들을 통하여 가정에서도 정초나 추석, 아니면 식구들의 생일날에 음주교육이 자연스럽게 이루어졌다. 그러나 지금은 가정을 통한 음주교육이 부재함은 물론 완전 금주만을 요구하다 보니 '음주태도'가 형성되지 못하여 술을 마실 때면 술과의 전쟁을 방불케 하며 백전백패로 허구한 날 까무러치기 일쑤다. 죄송한 이야기이지만 어차피 우리 사회가 '음주사회(?)'임을 생각해 본다면 가정이나 학교를 통하여 '음주태도' 교육이 필요하다는 생각이다.

넷째는 '하루 7~8시간 취침하라'는 것이다. 인체가 갖고 있는 100조의 세포는 활동과 휴식을 반복하기 마련이다. 활동이 지속화될 때 노폐물의 과잉축적으로 세포는 과로하게 되고 피로가 쌓이면 조로하거나 사망하게 된다. 그러므로 회복(휴식)기간은 당연한 것이다.

다섯째는 '적절한 체중을 유지하라'는 것이다. 적절한 체중은 정상 체중의 ±10% 이내로 유지하는 것이다. 최근 한국인들은 무조건 체중을 줄이면 건강한 것으로 잘못 인식하고 자주 굶거나 변비약이나 이뇨약 그리고 섬유성 음료를 상용하는 경우가 많은데 결국 건강유지에 막대한 손상을 끼침은 물론 면역성도 떨어져 각종 전염병에 감염될 가능성도 높아진다. AIDS가 따로 있는 것이 아님을 알아야 한다. 또한 여성의 경우 정상 지방조직이 10~15% 이하로 떨어지면 호르몬 분비에 이상을 초래하여 불임증에 걸린다는 것도 알아야 한다(예: 깡마른 여성 운동선수).

여섯째는 '하루 세끼 식사를 반드시 하라는 것이고 특히 아침식사를 거르지 말라'는 것이다. 존·F 케네디 대통령이 "체력은 국력이다"란 말을 최초로 사용했다. 그랬더니 한때 우리나라 방방곳곳에 "반공, 방첩, 체력이 국력이다"라고 써 붙인 적이 있다. 미국인들이 흔히 아침식사를 거르자 미정부가 학자들을 시켜 미국인들의 체력에 문제가 없는지를 검토시켰다. 체력이 국력이니만큼 당연한 처사이다. 조사 결과 아침식사를 거르는 것이 체력에 막대한 손상을 주더라는 것이다. 물론 미국인에게만 해당되는 것은 아니다. 모든 민족 모든 사람에게 다 해당되는 것이다. 그 이후 반드시 아침식사를 하도록 권장하기에 이른 것이다. 요즈음 한국인들도 아침식사를 거르는 사람이 많은데 한 번쯤 되새겨 볼 필요가 있다. 그리고 뒤이어 1982년 미국의 국가조사위원회(National Research Council)가 식생활이 각종 '질병과 암' 발생과 많은 연관성이 있음을 알아내고 4가지 식생활

권장사항을 발표하기에 이르렀다. 그 내용을 보면 (1) 짜게 먹지 말 것, (2) 지방을 적게 먹을 것, (3) 섬유소를 많이 섭취할 것 – 과일, 야채 등, (4) 다양하게 탄수화물을 섭취할 것 등이다. 이 4가지 중 (2), (3), (4)는 한국인에게는 별로 해당이 안 된다. 다만 (1)번만이 문제가 되는데 한국인이 전 세계에서 제일 짜게 먹는 국민 중의 하나라는 것을 알아야 하고, 아울러 스포츠음료의 주성분이 소금이라는 것도 알아야 한다.

마지막 일곱 번째는 '간식을 하지 말 것'이다. 재론할 필요가 없다.

청소년들에게 각종 방법의 약물 유해성에 관한 지식을 전달해 봤자 지식 자체로 끝날 뿐이지 그것이 행동으로 이어지지는 않았다. 성인의 경우도 마찬가지이다. 그래서 '재개발'해 낸 것이 건강교육을 바탕으로 한 약물교육이다. 그중에서도 7대 건강수칙을 중심으로 한 전술한 내용을, 그랬더니 상당한 효과가 있었다는 것이다. 약사들은 한국의 청소년 약물남용상이 결코 무시할 수 없는 상태라는 것을 깨달아야 한다. 그리고 상당한 책임이 약사들에게도 있다고 볼 때 청소년 약물남용 예방에 누구보다도 앞장서야겠다는 생각이다. 그리고 요즈음 약사회 측(마약퇴치국민운동본부)에서 학생들을 대상으로 행하고 있는 약물중심의 약물남용교육이 그간의 외국의 경험들에 비추어 볼 때 결코 성공적이지 못할 뿐 아니라 70년대의 미국의 약물교육의 실패를 되풀이할 위험성도 있다는 것도 알아야겠다.

# 21 약물중독자 무료 치료소가 없는 나라

약물을 남용하고 본드나 부탄가스에 중독되는 청소년들이 늘고 있는데도, 어찌된 일인지 가난한 사람들이 이용할 수 있는 무료 재활 치료소는 전국에 한 곳도 없다. 지금 우리 현실을 보면 가정과 사회 국가가 없는 곳에서 살고 있는 것이 아닌가 하는 착각이 들 정도다. 정부는 국민으로부터 세금을 거둬 국가를 경영하면서도 약물에 중독된 청소년들이 치료받을 곳을 마련치 않고 있다. 약물중독을 개인의 잘못으로만 돌리고, 개인이 해결토록 한다면 국가는 세금을 거두지 말아야 할 것이 아닌가?

외국의 예를 보면 빈곤층을 위한 약물 무료 재활 치료소는 수를 헤아릴 수 없을 정도로 많다. 그 이유는 오늘의 청소년상은 미래의 그 나라 국가상이기 때문이다. 미국의 경우 약물남용으로 인한 연간 손실이 2천억 달러(1백 60조 원)에 달하며, 예방 대책에 쓰이는 돈만 해도 1백 30억 달러(10조 원)나 된다. 그러나 우리는 고작 한 해 2~3억 원에 불과하다. 혹자는 미국의 예산이 이처럼 엄청난 데는, 그들의 약물 문제가 우리보다 훨씬 심각하기 때문이라고 말한다. 그러나 약물남용의 심도를 가늠할 수 있는 음주-흡연 청소년 수가 그들을 앞지르고 있다는 점을 고려하면, 우리도 미국 못지않게 심각함을 알 수 있다. 다만 차이가 있다면 남용하고 있는 약물이 다르다는 것뿐이다.

우리나라는 마약 계수가 낮아 마약이 문제가 되지 않는다고 자랑하고 있다. 하지만 마약류라 함은, 법으로 규제를 받는 것뿐만 아니라, 모든 남용약물들이 다 포함된다.

한국 약물남용 연구소에서, 지난 해 서울시내 초·중·고생 1천7

백15명을 대상으로 약물남용 실태를 조사한 결과를 보면, 중학생의 17.5%(남 25.0%, 여 9.9%)와, 초등교생 10.5%(남 17.3%, 여 3.7%)가 흡연 경험이 있으며, 남고생 7.6%와 남중생 5.5%, 그리고 남초등교생 3.4%가 본드나 가스를 흡입한 것으로 나타났다.

약물 중 인체에 가장 해롭고 독성이 강한 것이 본드와 가스다. 마약보다도 치료하기가 더 어렵다. 그런데도 우리는 지금까지 가정이나 학교, 사회, 국가에서 이들 물질로부터 청소년을 보호하려는 어떤 예방책도 세우지 않고 있다.

미국은 지난 30년 동안 약물남용 문제를 해결하기 위해 공급 차단 정책에 총력을 기울였다. 그러나 그 결과는 실패로 돌아갔다. 이유는 수요가 있는 곳에 공급이 따르기 때문이다. 그래서 90년대 들어서는 공급 차단과 병행해 교육과 계몽 그리고 치료와 재활 등 수요 차단에 정책의 역점을 두고 있다.

또 미국 정부는 70년대 막대한 예산을 들여 학생을 상대로 한 약물교육을 실시하기도 했다. 펜실베이니아 주의 경우는 약물 교재를 개발하는 데, 6백만 달러나 들였지만 결과는 신통치 못했다. 원인은 지나치게 공포심만 심어줬기 때문이다. 의·과학적 근거가 없는 유해성 내용을 강조하다 보니, 교사의 교육 내용이 불신 받게 돼 유해성이 강한 약물을 오히려 남용하게 만들었으며, 또 약물 이름을 나열하다 보니, 호기심만 심어주게 된 것이다.

약물 지도는 약물에 대한 확실한 지식과 철학을 가지고 교육에 임해야 한다. 그렇지 않으면 호기심만 촉발시켜 남용 학생만 증가시킬 뿐이다. 청소년들은 유해성에 대한 공포보다는 호기심이 더 강하다는 것에 유의해야 한다. 또 마약 중독 치료는 병상만 있으면 되는 것이 아니라, 전문 의료인이 있어야 하므로 인적 자원의 양성도 시급한 문제로 대두되고 있다.

약물남용을 억제하기 위한 기본 대책에는 △사회조사 △법 제정과 개정 △교육과 계몽 △치료와 재활이 필수적이다. 이미 선진국이 경험한 시행착오를 범하지 않도록 완벽한 정부의 약물 정책을 기대한다.

# 22 환각 속에 시드는 꿈나무들

진희(가명. 남. 13)가 본드에 처음 손을 댄 것은 여덟 살 때였다. 진희 위로는 누나가 넷, 형이 하나 있다. 그 가운데 둘째 누나가 본드를 들이마시는 것을 보고, 진희도 호기심에서 따라 하게 된 것이다. 둘째 누나는 결국 감별소에 갔다. 감별소라면 성인범의 교도소에 해당하는 곳이다. 누나가 감별소에서 나오던 날 진희는 치료소로 보내졌다. 우연치고는 비극적이다.

서울 시립 동부 아동 상담소(소장 김보애. 248－4567)에는 진희 같은 처지의 아이들이, 항상 40명 가까이 수용돼 치료를 받고 있다. '상담소'라는 이름과 달리, 이곳은 약물중독 치료 시설까지 갖춘 유일한 시립 기관이다. 이곳 아이들의 공통점은 이미 본드나 가스 없이는 일상생활을 하기가 힘들 정도로, 약물에 깊게 빠져 있다는 것이다.

진희가 상담소에 왔을 때의 나이는 열한 살. 이미 본드 흡입을 시작한 지 3년이나 되어 중독이 심각한 상태였다. 진희는 끊임없이 상담소를 탈출하려고 시도했다. 물론 본드를 마시기 위해서였다. 상담소는 강제 수용 시설이 아니기 때문에, 마음만 먹으면 얼마든지 탈출이 가능했다. 상담소는 아이들의 자율 의지를 존중한다는 뜻에서 밤에도 자물쇠를 채우거나, 경비를 따로 세우지 않았다. 상담소를 탈출하고 나면 진희는 앵벌이를 해서 본드 살 돈을 마련했다. 버스 정류장에서 사람들에게 '차비 좀 달라'고 구걸하면 본드 값이 생겼다. 상담소에 들어온 처음 6개월 동안, 진희는 열 번도 넘게 탈출했다. 돌아온 진희의 호주머니 속에는 항상 본드가 가득했다. 한번은 호주머니에서 '돼지표 본드'가 27개까지 나온 적도 있다.

그렇다고 진희가 상담소를 싫어한 것은 아니다. 탈출하고도 진희는 상담소 주변을 멀리 벗어나지 않았다. 오히려 일부러 눈에 띄라는 듯 상담소 주변을 배회하곤 했다. 일단 본드를 마셔 마음이 진정되고 나면, 따뜻한 밥과 잠자리가 금세 그리워졌던 것이다.

상담소 측은 결단을 내렸다. 본인이 끊고 싶어 하는 의지가 분명한데 몸이 따라가지 않는 이상 방법이 없었다. 의사와 상의한 끝에 진희는 무릎 바로 아래부터 발목까지 깁스를 했다. 걸어 다니지 못하도록 양다리에 깁스를 하는 극약 처방이었다. 한 달간 깁스를 한 끝에, 진희는 중독 상태를 조금씩 벗어날 수 있었다. 진희는 이곳 상담소에서 이렇게 두 해를 보냈다.

◇ **"집에서 인간 대접 못 받아 본드 손댔다"**

김보애 소장은 진희야말로, "불우한 가정환경이 낳은 대표적인 희생양"이라고 말한다. 진희의 아버지는 진희가 열 살 때 죽고, 어머니는 그 전에 가출한 상태였다. 이와 관련해 김 소장은 "13∼14세 이전과 이후는 약물을 시작하는 동기가 아주 다르다"고 설명한다. 친구들과 어울리기 위해, 또는 호기심·반항심 등 자기 의지로 약물을 시작하는 13∼14세 이상 아이들에 반해, 그 전의 아이들은 불우한 가정환경이 거의 절대적인 요인이라는 것이다. 따라서 13∼14세 이

전의 '마음이 허하고 불안한' 아이들은, 상처를 다독여 주고 마음을 열 수 있게 주변에서 도와주는 것만으로도, 얼마든지 약물중독을 치료할 수 있다고 김 소장은 장담한다.

머리가 큰 아이들의 경우는 조금 다르다. 대부분 중학교나 고등학교를 중퇴한 이 아이들은, 상당히 거칠고 반항적이다. 특히 본인이 원해서가 아니라, 부모가 보내거나 법원에서 보호 관찰 처분을 받고 와 있는 아이들은 더욱 거칠다.

얼마 전 퇴소한 김광식 군(가명. 18)의 경우가 대표적이다. 2남 1녀의 장남인 광식 군은 중2 때부터 친구들과 어울려 본드를 마시다가 고등학교에서 퇴학당하고 이곳에 왔다. 광식 군은 지능지수 128로 머리가 매우 좋은 편이었으며, 행동이 대담하고 아이들을 이끄는 능력도 뛰어났다. 광식 군은 상담소에 몰래 본드를 들여오다 발각되기도 했으며, 같이 집단 상담 치료를 받고 있던 동료 7명을 꼬드겨, 집단으로 본드를 마시기도 했다. 한번은 집단 농성을 주도한 적도 있다. 상담소 측이 야유회를 일방적으로 연기한 것이 발단이었다. 광식 군과 동료들은 숙실 문을 침대로 막고, '우리도 인간 대접을 해 달라'는 구호를 외치며, 6시간 동안 농성을 벌였다. 물, 담배, 라면까지 준비해 둔 상태였다.

농성을 푼 것은 상담원이 "이곳에서 인간 대접을 못 받으면 집에 가서 받아라. 부모님을 오시게 하겠다"라고 최후통첩을 한 다음이었다. 아이들은 집으로 돌아가는 것에 대해 두려움을 가지고 있었다. "우리들은 집에서 인간 대접을 받지 못했기 때문에 본드를 했다. 집으로 돌려보내지 않는다면 앞으로는 열심히 생활하겠다"고 광식 군과 아이들은 상담원에게 약속했고, 그 후 아이들은 약속을 지켰다. 현재 광식 군은 대입 검정고시를 준비하고 있다.

## ◇ 상담 치료를 받고 돌아가는 길에 또 약 사 먹어

아이들의 자발성을 이끌어 내는 것은 약물중독 치료 과정에서 최대 관건이다. 예를 들어 가스나 본드는 금하되, 15세 이상 아이들에 한해서는 담배 피우는 것을 허용한다. 담배는 금연 프로그램 등을 통해, 자발적으로 흡연량을 줄이도록 유도한다. 특히 아이들은 또래들과의 집단 상담을 통해 많은 것을 배운다. 각자의 경험담을 나누면서 세상에 자기만이 혼자가 아님을 깨닫고, 서로 격려하는 관계로 발전하게 된다.

광식 군 집단 상담 팀의 경우, 상담소에 입소한 지 넉 달쯤 됐을 때 1주일간의 여름휴가를 받았다. 그런데 정해진 귀소 날짜가 되었는데도, 집단원 가운데 한 사람인 박정호 군(가명. 16)이 돌아오지 않았다. 정호 군은 이틀이 지나서야 돌아왔고, 상담소로부터 퇴소 처분을 받았다. 그러자 광식 군과 동료들은 상담원을 만나 "정호가 여기서 나가면, 다시 나쁜 친구들과 어울리게 될 테니 제발 쫓아내지 말아 달라"고 사정했다. 대신 집단원 전체가 책임을 지고, 그 벌로 1주일 간 금연하기로 했다. 집단원 사이에 형제애가 싹트는 순간이었다.

88년 개관한 서울 시립 동부 아동 상담소는, 서울시가 천주교 샬트르 성바오로 수녀회에 운영을 위탁한 아동 상담 전문 기관이다. 입소 치료를 하는 곳은 이곳이 유일하다. 입소 치료에 관한 김보애 소장의 신념은 확고하다. "유혹에 빠지기 쉬운 아이들의 특성상 통원 치료로 중독을 뿌리 뽑기란 거의 불가능하다. 대부분은 상담 치료를 받고 돌아가는 길에 다시 약물을 산다"고 김 소장은 지적한다. 치료 기간이 짧은 것도 아니다. 약물에 중독된 아이들은 그 정도에 따라 빠르면 6개월, 길면 2년 넘게 치료를 받아야 한다. 다른 사회 단체의 약물 치료 프로그램이 큰 성과를 거두지 못하고 있는 것은 이 때문이다. 다른 사회단체의 경우 대개 주 5일 40~50시간으로 구성된 치료 프로그램을 진행하고 있는데, 그나마 대상자도 법원에서 보호 관찰 처분을 받고 '의무적으로' 이를 수강해야 하는 아이들이 대부분이다.

약물중독 청소년은 날로 늘어 가는데, 이 아이들을 치료하는 시설이 전무하다시피 한 것은 우리 사회의 비극이다. 약물중독을 근절하는 가장 주된 관건이, 예방 및 치료·재활이라는 점을 생각하면 더욱 그렇다. 지난 10월 18일 국무총리 행정 조정실은 △ 96년부터 초중고생에 대한 소변 약물 검사를 실시하고 △ 초등학교 5학년부터 약물 관련 정규 교육을 실시하는 등, 청소년 약물남용에 대한 종합 대책을 발표했다. 뒤늦게나마 정부가 예방교육의 필요성을 인식한 것은 다행스러운 일이다. 그러나 전국에 10만 명이 넘을 것으로 추정되는, 이미 약물에 중독된 아이들은 어떻게 할 것인가?

현재 서울 시립 동부 아동 상담소의 수용 한계는 80명 정도이다. 그 밖에 국립 서울 정신 병원, 나주 정신 병원, 김경빈 신경정신과 의원, 계요 병원 등 전문 치료 기관이 있기는 하지만, 이들 병원 모두를 합쳐도 병상이 200개를 약간 넘는 수준인데다, 개인 병원의 경우 매달 치료비가 40만 원 이상 들어간다. 거의 모든 실태 조사의 결론대로 약물중독 청소년의 대다수가 결손 또는 가난한 가정 출신임을 감안할 때, 이 같은 치료는 '그림의 떡'일 뿐이다.

따라서 약물중독 분야의 국내 권위자로 손꼽히는 주왕기 교수(강원대)는 정부의 책임을 크게 강조한다. "사회단체의 힘으로는 어림없다. 예산 집행권을 갖고 있는 정부가 적극적인 의지를 보여야 한다"는 것이다. 주교수에 따르면, 현재 정부가 약물중독 퇴치에 쓰는 예산은 국민 1인당 10원꼴(전체 4억 5천만 원가량)이다. 미국의 경우 국민 1인당 4만 원꼴(전체 1백30억 달러 가량)의 예산을 쓰고 있지만, 그것마저도

'지나치게 부족하다'는 항의를 받고 있다고 한다. 문제는 정부가 이러한 사실을 모르지 않다는 것이다. 주 교수는 "역대 대통령 모두가 청소년 보호 정책을 역설했었다. 그러나 그때뿐이다. 여전히 약물중독 퇴치 예산은 밑바닥 수준이고, 약물과 관계된 정부 부처 간 정책을 통일할 기구 하나 없다"고 지적한다.

'장기 계획 수립'을 말하기에는 현실이 너무 급박하다. 약물에 중독된 우리 아이들을 부랑아로 거리에 방치하느냐, 정상아로 치료해 사회에 복귀시키느냐, 정부는 우선 이 문제부터 매듭짓고 넘어가야 할 것이다.(시사저널 1995년 12월 14일)

# 2 필로폰 이야기

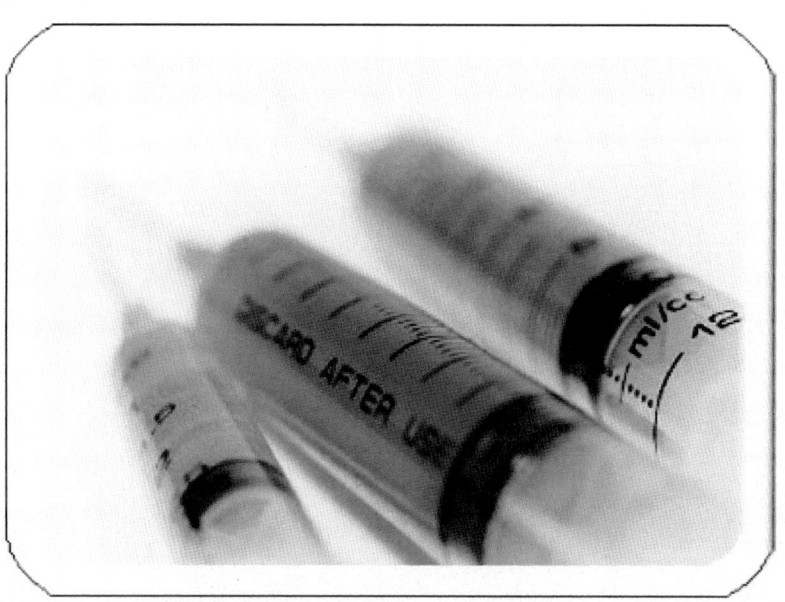

# 1 필로폰의 정의와 어원

　필로폰(Philopon)은 일본의 대일 제약주식회사가 메스암페타민(methamphetamine)을 상품화하면서 붙여진 이름이다. 하지만 일본 글자에는 'ㅍ'자 발음이 없어 'ㅎ'자 발음으로 하다 보니 히로뽕이 되었다.

　필로폰의 어원은 그리스어에서 유래된 것으로 'phile'은 사랑한다, 좋아한다는 뜻을 갖고 있고 'ponos'는 일, 노역의 뜻을 갖고 있어 '일을 사랑한다', '일을 좋아한다'는 의미를 갖고 있다. 다시 말하면 각성 작용이 강한 필로폰을 사용하면 정신적인 노동과 신체적인 노동의 능률이 높아진다는 뜻에서 붙여진 이름이다. 그래서 2차 대전 당시 군수 물자 생산 공장에 근무하는 노동자들에게 주·야간작업의 능률을 높이기 위하여 필로폰을 투여했다.

# 2 필로폰의 역사

　1887년 일본의 나까이에 의해서 한방에서 천식약으로 사용하는 마황에서 에페드린(ephedrine)이 처음으로 결정형으로 분리되었고, 1919년 일본의 오가타가 벤질메칠케톤과 메칠아민의 축합물을 환원시켜 메스암페타민을 합성했다. 1923년 첸과 슈미트(Chen and Schmidt)에 의해서 에페드린이 인체에서 천연적으로 분비되는 교감신경 흥분성 전달 물질인 에핀네프린(ephinephrine, 미국) 또 같은 성분에 대한 다른 이름인 아드레날린(adrenaline, 영국)과 작용이 유사함을 밝혔다. 필로폰은 에페드린과 화학구조가 유사하다. 그래서 에페드린을 환원시키면 쉽게 메스암페타민이 만들어진다.

# 3 필로폰의 작용기전

　필로폰은 뇌 내에서 노르아드레날린과 도파민의 분비를 촉진시킨다. 이 두 물질은 각성 작용과 관련이 있으며 도파민의 분비가 지나칠 때 사람은 정신 분열증을 일으키고 분비가 결핍될 때 파킨슨 증후군을 일으킨다. 그래서 정상적인 사람에게도 필로폰을 다량 또는 장기간 투여하면 도파민의 분비 증가를 가져와 편집성 정신 분열증과 구별하기 어려운 필로폰 정신병을 유발하게 된다.

# 4 필로폰의 종류

필로폰은 곁가지 물질로 원조 물질(prototype)은 암페타민(amphe-tamine)이다. 암페타민의 화학 구조를 약간 변경시키면 다양한 암페타민 형제들이 만들어지는데 그중에 하나가 메스암페타민이다. 암페타민 형제를 암페타민류라고 하는데 이들은 중추신경과 교감신경을 흥분시키는 작용이 있으며 이 중 메스암페타민이 중추신경을 흥분시키는 작용(각성 작용)이 가장 강하다. 암페타민류 약물은 체내에서 천연적으로 분비되는 아드레날린(에핀네프린)이라는 물질과 유사한 작용을 가지고 있는 중추신경 흥분약이다. 가장 잘 알려진 이 계통의 약물로는 amphetamine(Benzedrine), dextroamphetamine(Dexedrine), metha-mphetamine(Methedrine, 필로폰), methylphenidate(Ritalin－리탈린 논쟁과 약물남용 참조)가 있다. MDA, PMA, TMA, STP, nutmeg 등과 같은 암페타민 관련 중추신경 흥분약에 관해서는 "환각제(hallucinogens) 이야기"에서 다루었다.

암페타민에 대한 은어가 'upper'인 것에서 알 수 있듯이 암페타민은 기분을 상승시키는 흥분약(각성약)으로 널리 남용되어 왔다. 'Speed'는 통상 주사용 필로폰을 말하는 것이다. 사람들은 공부나 운전 시 수면을 억제하기 위해 그리고 운동이나 작업의 능률을 향상시키기 위해 또는 중추신경 억제약의 작용을 상쇄하기 위해 그리고 도취감이나 행복감(euphoria)을 얻기 위해서, 암페타민을 비의학적으로 사용한다.

# ⟨5⟩ 필로폰의 성상

암페타민은 일반적으로 황색 결정체이며 필로폰은 백색 결정체로 부형제와 혼합되어 있을 수 있다. 이들은 정제나 캡슐로 경구 투여 되거나 주사 또는 코로 흡입할 수도 있다. 현재 많은 나라에서 주사 에 의한 만성적인 암페타민류의 고용량 투여로 심각한 사회적, 의학 적, 법적 문제를 야기하고 있다.

# ⟨6⟩ 인체에 미치는 작용

모든 약물의 인체 내 작용은 1회 사용량, 전에도 같은 약물을 사 용한 경험이 있는지의 유무, 약물 사용 시의 환경 즉 약물 사용 장 소, 사용자의 감정이나 활동력, 사용자 이외 타인의 존재 여부, 타 약물과의 병용 사용 여부 등과 약물 사용 방법 등에 따라 다르게 나타난다.

암페타민의 작용은 아드레날린의 작용과 마찬가지로 뇌, 심장, 폐, 및 기타 여러 장기에 작용한다. 단기작용(short-term effects)은 1회 사용 후 빠르게 발현되어 수 시간 가며 체외배설도 수 시간 또는 수일 걸린다. 의학적으로 처방되는 소량(low dose)에서는 식욕감퇴, 호흡 및 심장 박동수 증가, 혈압상승, 동공확대와 같은 육체적 증상 이 나타나며 다량(large dose) 사용할 경우에는 갈증, 발열, 두통, 발한, 현기증 등이 나타난다. 상당한 고용량(very high dose)에서는 홍조나 안면 창백, 아주 빠르고 불규칙한 심박동, 진전, 운동실조, 심혈관계 이상을 나타낸다. 암페타민 남용이 직접적인 원인으로 작용하여 사망한 사례가 많으며 사망원인으로는 뇌혈관 파열, 심부전, 고열 등이 있다. 암페타민 남용 후 발현하는 정신적 급성효과는 각성, 피로감 억제, 편안감 등이 있다. 사용량을 증가함에 따라 말이 많아지며, 불안, 흥분이 나타난다. 또한 자신감이나 우월감을 느낄 수도 있으며 때로는 이상하고 반복적인 행동을 하기도 한다. 암페타민 남용자 중 많은 사람은 상대방에 대해 적대적이며 공격적 행동을 취한다. 하지만 그와 반대로 어린이들에게서는 암페타민이 차분한 성격을 유도하는 작용이 있는데 그 이유는 아직까지 완전히 밝혀지지 않고 있다. 암페타민은 주의력 결손에 의한 과행동을 나타내는 어린이에게 처방되고 있으나 어린이들의 성장에 장애를 줄 수 있으므로 세심한 주의를 요한다(리탈린 논쟁과 약물남용 참조).

만성작용(long-term effects)은 장기간 동안의 반복적인 남용에 의해 나타난다. 지속적으로 암페타민을 사용할 경우에는 암페타민에 의한 급성 작용이 더욱 강화된다. 특히 암페타민은 식욕억제 작용이 있기 때문에 계속적으로 고용량을 남용하는 자는 식사를 제대로 할 수 없게 되므로 비타민 결핍, 영양실조와 관련된 여러 가지 질환이 발생할 수 있다. 또한 지속적인 암페타민 남용 후 나타나는 탈진 상태나 수면부족 등과 같은 극히 비정상적인 상태에서는 질병에 대한 감수성이 높아진다.

만성적 고용량의 암페타민 남용자는 편집성 정신 분열증과 매우 유사한 정신병(amphetamine psychosis)이 나타날 수 있다. 이 상태는 고용량의 암페타민에 의해 급성효과가 악화됨으로써 발현되며 암페타민 사용 중단 후 수일 또는 수 주일 내에 사라진다.

많은 양의 암페타민을 남용하는 사람은 일반적으로 비이성적인 갑작스럽고 광폭한 행동을 하는 경향이 있다. 이러한 행동은 다른 사람에 의해 위협이나 박해를 받고 있다는 착각과 암페타민에 의한 자아 중심적 상태나 인식의 왜곡에 기인한다. 또한 암페타민을 남용하는 많은 사람들의 비정상적인 생활방식이 이러한 비이성적 행동을 증가시키고 있다고도 한다. 조사 연구에 의하면 폭력이 암페타민에 관련된 사망의 첫째 원인으로 보고되고 있다. 상습적 암페타민 남용자의 경우 폭력에 의한 사망은 같은 나이, 같은 성의 암페타민 비남용자에 비해 적어도 4배 이상 많다.

암페타민 남용자는 암페타민의 원치 않는 효과에 대처하기 위한 수단으로 암페타민 이외의 다른 의존성이 있는 약물을 남용한다. 특히 바비튜레이트, 알코올, 아편과 같은 중추신경 억제약이 과량의 암페타민에 의한 불면작용을 상쇄하기 위해 남용되며 이와 같은 억제약 남용에 의해 이들 약물에 또다시 중독을 일으킬 수도 있다.

멸균하지 않은 주사기를 사용하거나 반복적 주사에 의해 감염성 질환이 나타날 수도 있다. 감염은 상습적인 암페타민 주사 남용자의 대표적인 질환이다. AIDS도 이와 유사한 경로로 감염될 위험성이 있다.

물에 불용성인 암페타민 중의 불순물을 정맥 주사할 경우 모세혈관을 막거나 혈관 벽에 장애를 일으킬 수 있으므로 그 결과 폐 장애, 뇌졸중 및 기타 조직 장애를 유발할 수 있다.

# 7 임신에 미치는 영향

임산부와 태아성장에 대한 암페타민의 작용에 대한 연구는 거의 이루어지지 않고 있으나 동물을 대상으로 한 실험에서는 임신기간 동안의 암페타민 투여는 분만 새끼에게서 과흥분과 같은 비정상적인 행동 양식이 나타났다. 암페타민을 투여한 어미에게서 태어난 새끼들 중에는 금단증상을 나타내는 경우도 있다.


# 8 내성과 의존성

암페타민의 상습적 남용은 일부 작용에 대해 내성을 유발시키므로 그 작용을 원래 상태대로 일으키기 위해서는 사용량을 증가시켜야 한다. 그러나 암페타민의 모든 작용에 대해 같은 정도의 내성이 유발되는 것이 아니며, 몇 가지 특정 작용에만 내성을 유발시킨다.

만성 남용자는 암페타민에 대해 정신적 의존성(습관성)을 나타낸다. 정신적 의존성은 약물이 남용자의 사고, 감정 및 활동력에 집중적으로 영향을 미쳐 그 약물을 계속 사용하고 싶은 생각이 갈망이나 강압적인 상태로 나타나는 것을 말한다. 동물을 대상으로 한 실험에서 암페타민이나 코카인을 자유롭게 선택하여 투여할 수 있는 펌프(자가 주사 투여)를 설치할 경우, 실험동물들은 암페타민에 의존성을 나타냈으며 약물을 철거하자 약물을 더 구하기 위해 매우 갈망하는 모습이었다. 그리고 그 갈망 기간은 헤로인에 의존성을 일으킨 동물보다 2배 정도 길었다.

육체적 의존성(중독성)도 일어난다. 많은 양의 암페타민을 남용하는 사람들 사이에서 나타나는 가장 일반적인 금단증상으로는 피로감, 장기간의 수면장애, 불안감, 초조감, 배고픔 등이 나타나고, 자살을 유도할 수도 있는 감정억제 상태도 나타난다. 발작적인 폭력행위도 나타난다. 이러한 금단증상은 암페타민을 다시 사용함으로써 일시적으로 반전될 수 있다.

 # 9 필로폰의 의존도 정도

남용약물의 의존도 정도를 나열해 보면 다음과 같다.

| 매우 강 | 헤로인(정맥주사)<br>크랙 코카인 |
|---|---|
| 강 | 몰핀<br>아편(흡연) |
| 중등 / 강 | 코카인 분말<br>담배(궐련)<br>피시피(흡연) |
| 중등 | 다이아제팜(바리움)<br>술<br>암페타민(경구투여) |

| 중등 / 약 | 카페인<br>엠디엠에이(엑스타시)<br>마리화나(대마초) |
|---|---|
| 약 | 케타민 |
| 매우 약 | 엘에스디<br>메스카린<br>실로사이빈 |

# 10 남용 실태

　과거에 암페타민은 우울 상태나, 비만 상태나 과체중 그리고 기타의 여러 상태를 치료하기 위해 의학적으로 널리 쓰였다. 그러나 현재 선진국에서는 정부의 엄격한 통제로 암페타민의 사용은 파킨슨씨병이나 기면증, 주의력 결핍으로 인한 어린이의 과행동증에 제한적으로 사용되고 있다. 암페타민과 화학구조 및 작용 면에 있어서 매우 유사하나 제약업자들에 의해 다르다고 주장되고 있는 여러 약물들이 아직까지도 식욕억제약으로 적지 않게 사용되고 있다.

　필자가 조사한 한국의 합법적 각성약(주로 카페인) 남용 실태(1993년 조사)를 보면 여고 3년의 경우 5.2%였으며 남고 3년의 경우 5.0%였다. 한편 미국 고3학생의 경우(1993년 조사) 남녀 평균 15.4%가 불법적 암페타민류(필로폰 등) 남용 경험자였다.

　한편 필로폰 사범(향정신성 의약품 관리법 위반 사범이지만 주로 필로폰에 국한되어 있다)의 실태를 보면 2,767명, 1,742명, 1,900명('95~93)으로 해마다 증가 추세를 보이고 있으며 연령 분포는 20대가 20.1%, 30대가 45.7%, 40대가 20.5%(1995년도 기준)를 차지하고 있다.

## ꧁11꧂ 관련법과 사범 실태

대통령이 정하는 바에 의하여 보건복지부 장관의 승인을 얻지 않고 향정신성 의약품을 취급한 자는 무기 또는 7년 이하의 징역에 처한다.

14세 미만인 자에게 향정신성 의약품을 판매하여서는 안 된다(향정신성의약품관리법 제20조).

향정신성 의약품에 중독되어 자제심을 상실하거나 사회질서를 문란케 한 자는 5년 이하의 징역 또는 500만 원 이하의 벌금에 처해진다(향정신성의약품관리법 제43조).

그간의 필로폰 사범 실태를 보면 '92년 965명, '93년 1,900명, '94년 1,742명, '95년 2,767명으로 나타나고 있어, 최근 들어 필로폰 사범이 급속히 증가함을 알 수 있다.


## ꧁12꧂ 약물남용과 청소년 비행

필자의 연구소(한국약물남용연구소, 033 - 254 - 6127)의 다년간의 조사 연구에 의하면 약물남용자 중 비행경험자가 많고 비행경험자 중 약물남용자가 많은 것으로 나타났다. 약물남용이 비행을 유도할 수도 있고 비행성향이 약물남용을 유도할 수 있다는 것으로 추정된다. 최근의 해외발표를 보면 약물남용 이전에 비행경험이 나타난다고 한다. 조사내용 중 본드·가스 남용자 중 비행경험자를 보면 다음 표와 같다. 본드·가스 경험자가 비경험자에 비하여 5~10배 비행경험도가 높다.

〈본드·가스 경험자 중 비행경험자(%)〉

| 대 상 조사대상수 | 중학생 3,611명 | | 고등학생 3,756명 | | 근로청소년 777명 | | 소년원생 258명 | |
|---|---|---|---|---|---|---|---|---|
| 비행종류 | 경험자 | 비경험자 | 경험자 | 비경험자 | 경험자 | 비경험자 | 경험자 | 비경험자 |
| 무단결석 | 50.0 | 10.2 | 55.3 | 13.5 | 65.1 | 33.0 | 95.1 | 90.9 |
| 가 출 | 50.6 | 5.7 | 36.8 | 8.1 | 62.8 | 21.1 | 88.6 | 85.6 |
| 경찰서출입 | 22.7 | 1.7 | 31.6 | 5.3 | 48.8 | 16.1 | 63.4 | 59.1 |
| 흉기소지 | 45.5 | 4.0 | 39.5 | 6.9 | 44.2 | 13.3 | 56.1 | 49.2 |
| 물건갈취 | 36.4 | 4.8 | 47.4 | 6.9 | 58.1 | 11.8 | 76.4 | 63.6 |
| 성관계 | 45.5 | 3.5 | 47.4 | 7.1 | 55.8 | 20.8 | 71.4 | 56.1 |
| 음란비디오 | 81.8 | 32.8 | 71.1 | 38.1 | 79.1 | 46.5 | 89.4 | 76.5 |
| 술집출입 | 40.9 | 4.6 | 76.3 | 28.1 | 68.4 | 63.8 | 84.6 | 75.0 |
| 비행경험(합) | 90.9 | 40.8 | 81.6 | 47.0 | 90.7 | 72.8 | 98.4 | 99.2 |

## 13 약물남용 예방교육

본 책에서는 지면상 약물남용을 억제하기 위한 예방교육 내용을 기술할 수가 없다. 다만 예방교육 프로그램 12가지를 약술했을 뿐이다.(약물남용 이야기 19항 참조)

미국의 경우 유치원생에서부터 고등학교 3학년 학생까지를 학년별로 나누어 교사가 가르쳐야 할 내용, 학부모와 그리고 지역사회가

할 내용들이 상세히 한 권의 책으로 정리되어 있다.

책의 이름은 「미국의 약물남용 예방교육」(문화체육부, 주왕기·최충옥 번역, 1995년)이다.

이 책은 「청소년을 위한 미국의 약물남용교육」(도서출판 신일상사, 주왕기·최충옥 번역, 1999년)이다.

# 3 필로폰이란 무엇인가?

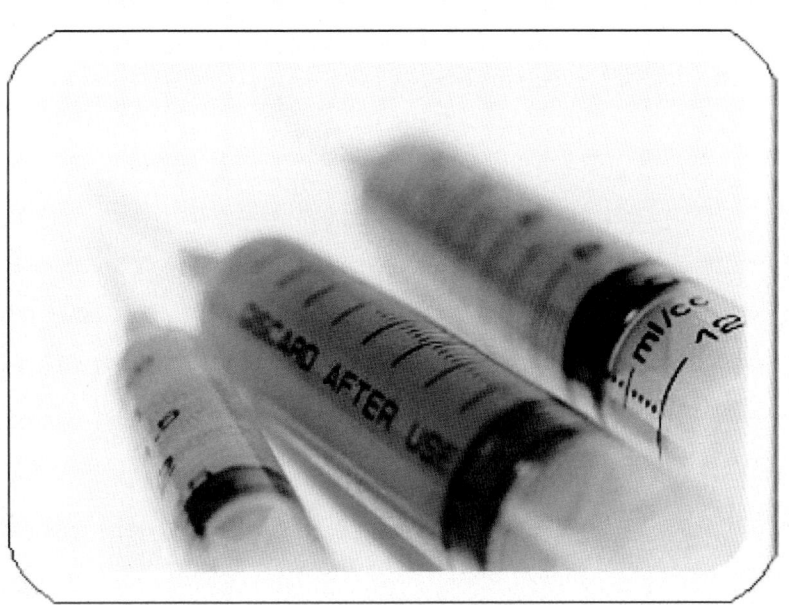

◇ **필로폰이란 무엇인가?**

2장 필로폰의 정의와 어원 참조


◇ **흥분제(각성제)란 무엇인가?**

각성제는 중추신경계에 작용해서 인체를 보다 활력 있게 해주는 물질이다. 각성제를 사용하는 사람은 안정감이 없어지고 수다스러워지며 불면증에 걸리기 쉽다. 이 약품은 일시적으로 행복감, 자신감, 경계심을 유발한다. 각성제를 사용하면 피로가 회복되고 식욕이 감퇴하며 가벼운 우울증이 해소된다.

각성제로는 암페타민(상품명은 벤제드린Benzedrine이고 속어로 약해서 베니bennies라고 한다), 메스암페타민(상품명은 데속신Desoxyne이고 속어로 스피드speed 또는 크리스탈crystal, 필로폰이라고 한다), 데스트로암페타민(상품명은 덱스드린Dexdrine이고 속어로 약해서 덱시dexies라고 한다), 코카인 등이 있다. 각성제를 상승제(upper), 기력제(pep pill)라고도 한다. 약한 각성제로는 커피, 홍차, 카페인 등이 있다.

각성제 특유의 효과로는 다음과 같은 것들이 있다.
- 맑은 정신 유지
- 자신감, 즐거움, 만족감
- 피로 감소
- 불면증, 민감성, 흥분
- 불안, 걱정
- 공상, 수다, 경조증, 일시적 섬망증

한때 미국에서 가장 널리 사용된 각성제 중의 하나는 암페타민 계열의 약물들이었다. 이 계열의 약물들은 대개 의사의 처방에 따라 사용되었다. 그러나 일부 층에서는 의사의 지시 없이 이 약물들을 사용하였고 그래서 많은 사람들이 이 약물에 의존하게 되었다. 암페타민류는 엘에스디나 마리화나나 헤로인과 마찬가지로 불법적인 경로를 통해서 판매되고 있다. 특히, 암페타민의 하나인 메스암페타민은 사람의 정신에 강력한 영향을 미친다. 이 약물들은 현재에도 광범위한 의학적·개인적 문제들과 관련하여 사용되고 있다. 스피드라는 각성제는 메스암페타민뿐이었는데 이제는 암페타민 계열의 모든 약물들이 스피드라고 불리고 있다.

◇ 각성제들은 모두 암페타민류일까?

중추신경계를 흥분시키는 약물에는 암페타민류가 아닌 다른 각성제들도 있는데 카페인, 코카인, 펜메트라진 등이 그것들이다. 따라서 각성제들이 모두 암페타민류인 것은 아니다.

## ◇ 각성제는 어떻게 사용될까?

대개 각성제들은 캡슐이나 정제의 형태로 경구 투여된다. 결정성 메스암페타민(필로폰)은 코를 통하여 흡입될 수도 있다. 정맥에 주사될 수도 있는데 이럴 경우에는 약효가 즉시 나타나고 보다 강하다.

## ◇ 어떤 약효들 때문에 각성제들이 남용되는 것일까?

이 약물들은 정신을 맑게 해주고 우울증을 해소시켜주며 피곤하지 않은 것처럼 느껴지게 해준다. 이 약물들은 정상인의 한계를 넘어서 계속 일을 할 수 있도록 도와준다.

## ◇ 중추신경 흥분제들은 운동능력에 어떤 영향을 미칠까?

중추신경 흥분제는 피로를 은폐하는 한편 일을 할 수 있는 능력을 향상시켜준다. 그래서 이들 약물은 운동능력을 촉진하는 작용을 한다. 약물의 각성 효과는 힘든 일 때문에 나타나는 정상적인 피로감을 억제한다. 이는 운동선수에게 위태로운 상황을 초래한다. 피로라는 것은 인체를 쉬게 하라는 생리적 경고이다. 각성제들은 그 사용자의 피로를 제거해 주는 것이 아니라 단지 인체가 휴식이 필요함을 알리는 신호를 없애버리는 것일 뿐이다. 이 결과 지나친 운동을 하게 되어 심부전에 걸릴 위험에 처한다. 국제올림픽위원회(IOC)는 그런 목적으로 약물을 사용하는 것을 금지하고 있다.

### ◇ 각성제 남용자 치료에 특별한 어려움들은 어떤 것일까?

각성제 중독자(소위 '스피드 중독자')는 회복되기 어려운 환자이다. 그가 남용을 그만두고 싶어 한다 할지라도 그의 만족감은 너무나 강하여서 이 약물로부터 얻는 행복감을 그는 좀처럼 포기하지 못한다. 각성제 상용습관을 중지했던 사람들이 다시 이를 상용하게 되는 경우가 흔하다.

치료를 하려면 남용자의 친지와 가족들의 헌신적인 지원과 의학적이며 심리학적인 도움이 필요하다. 입원치료가 요구되는 경우도 있는데, 보다 성공적인 치료방식 중 하나는 집단 요법으로 여기서는 과거 상용자들과 스피드 중독자들이 서로 접촉하게 된다. 최근에는 가족치료가 보다 효과적인 것으로 알려지고 있다.

### ◇ 일반적으로 남용되는 각성제에는 어떤 것들이 있을까?

| 일반명 | 상품명 | 속어명(특수) | (일 반) |
|---|---|---|---|
| 암페타민<br>(d, 1 – 암페타민) | 벤제드린<br>(Benzedrine) | 베니, 심장, 달구지<br>바퀴, 복숭아 | 스피드, 깨우기,<br>기력제, 상승제,<br>부조종사 |
| 덱스트로암페타민<br>(d – 암페타민) | 덱스드린(Dexdrine) | 덱시, 심장, 오렌지 | |
| 메스암페타민 | 메서드린(Methedrine)<br>데속신(Desoxyne) | 스피드, 크리스탈 | 필로폰 |
| 메칠페티데이트 | 리탈린(Ritalin) | | |
| 펜메트라진 | 프레루딘(Preludin) | | |
| d – 암페타민과<br>d, 1 – 암페타민 혼합물 | 바이페타민<br>(Biphetamine) | B – 20, 흑인 미녀 | |

## ◈ 암페타민류란 무엇인가?

암페타민류란 흔히들 기력제(pep pill)라고 부르는 약물이다. 이들은 매우 강력한 중추신경 흥분제이다. 이들은 본래 값싼 천식 치료제로 1887년 합성되었다. 이 새로운 약물은 중추신경계에 강력한 효과가 있는 반면 인체에서 자연적으로 분비되는 아드레날린처럼 심장, 혈관, 대사에는 별반 자극을 주지 않는다는 사실이 발견되었다. 1932년 이들 중 비충혈제거제(nasal decongestant)로 사용될 벤제드린이 코 흡입제로 소개되었다. 그 후 한때 이 약물들은 의학적으로 알코올중독, 파키슨씨병, 가벼운 우울증, 간질, 수면발작 등을 치료하기 위해 사용되기도 했다.

암페타민류는 대부분 정제나 캡슐제이며 정맥에도 주사된다.

## ◈ 암페타민 계열의 약물들은 어떻게 분류될까?

중추신경계에 미치는 효과 때문에 중추신경 흥분제로 간주된다. 하지만 교감신경계를 흥분시켜 교감신경 흥분제로도 분류된다.

## ◈ 암페타민류는 마약일까?

법적 마약은 아니다. 법적으로는 향정신성 약물이다.

## ◇ 주요 암페타민류로는 어떤 것이 있을까?

주요 암페타민류는 벤제드린, 덱스드린, 바이페타민이다.

벤제드린은 암페타민 황산염의 상품명으로서 스미스 클라인 앤 프렌치 제약회사(Smith Kline & French Laboratories—현재는 Smith kline Beecham Inc.로 개명)에서 제조된다. 5mg짜리는 눈금을 새겨 넣은 복숭아 색깔의 납작한 삼각형 정제이고 15mg짜리는 윗부분이 갈색이고 아랫부분은 투명해서 속에 든 분홍색 알갱이들이 보이는 릴리즈 캡슐(서방형)로 'SKF'라고 새겨져 있다.

덱스드린은 덱스트로암페타민 황산염으로 스미스 크라인 앤 프렌치 제약회사에서 세 가지 모양으로 제조된다. 엘릭서, 릴리즈 캡슐, 그리고 정제 형태이다. 캡슐형은 갈색제(brownies)라고 부르는데 상단은 갈색이고 하단은 투명해서 속에 든 흰색과 오렌지색의 알갱이들이 내비친다. 캡슐은 'SKF'라 표시되어 있다. 이 두 문자들 옆에는 점이 두 개 찍혀 있는데 이는 15mg이라는 뜻이다. 그리고 점 하나는 10mg을, 점이 없는 것은 5mg을 뜻한다. 5mg짜리 정제들은 엷은 오렌지색이고 눈금이 새겨져 있으며 납작한 삼각형이다. 이들은 오렌지 빛 심장(orange hearts)이라고 한다.

바이페타민은 중추신경계에 직접 작용하는 각성제이다. 이는 스트라젠부르크 제약회사(Strasenburgh Laboratories)에서 제조되는데, 7.5mg짜리는 흰색 캡슐이고 12.5mg짜리 캡슐은 검정색 상단에 흰색 하단이며 20mg짜리는 검정색 캡슐로 흑인 미녀(black beauties)라고 한다.

널리 사용되는 암페타민으로는 다음과 같은 것들이 있다.

| 화 학 명 | 상 품 명 | 제 형 |
|---|---|---|
| 덱스트로암페타민 | 덱스드린 | 정제 |
| 암페타민 | 벤제드린* | 캡슐 |
| 메스암페타민 | 메서드린 | 정제 또는 용액 |
| 덱스트로암페타민과 암페타민 혼합물 | 바이페타민 | 캡슐 |

*벤제드린은 흰색의 둥근 정제형이거나 하트 모양의 장미색 정제형으로 나온다.


◇ **암페타민은 어떤 제형으로 나올까?**

정제형, 앰풀형, 캡슐형, 액제형 등이 있다.


◇ **암페타민류에는 어떤 별칭속어들이 있을까?**

약물남용자들은 암페타민류를 '기력제(pep pills)', '잠깨는 약(wake-ups)', '눈꺼풀 받침대(eye openers)', '부조종사(co-pilots)', '트럭 운전수(truck drovers)', '베니(bennies)'라고들 한다. 다른 위험 약물들과 마찬가지로 이런 속어명은 캡슐과 정제들의 모양과 색깔, 약효 및 용도 등에서 연유되는 경우가 흔하다. 예를 들면 다음과 같다.

하트 모양의 장밋빛 정제로 된 암페타민 황산염은 '복숭아(peaches)', '장미(roses)', '하트(hearts)', '베니(bennies)'라고 알려져 있다.

이 중 눈금이 새겨져 있는 흰색의 둥근 정제로 된 암페타민 황산염은 '달구지바퀴(cartwheels)', '흰둥이(whites)', '베니(bennies)'라 한다.

약효가 오래 지속되는 암페타민 황산염 캡슐은 색깔이 여러 가지인데 '해변가(coast-to-coast)', '로스앤젤레스 순환도로(L. A. turnabouts)', '부조종사(co-pilots)', '갈색둥이(browns)'라고 한다.

여러 색깔의 하트 모양 정제로 되어 있는 덱스트로암페타민 황산염은 '하트', '오렌지', '덱시(dexies)'라고 한다.

주사용 암페타민은 '밤비도(bambido)', '젖꼭지(jugs)', '우유병(bottles)'이라고 한다.


## ◇ 암페타민류 약물들은 어떻게 사용될까?

암페타민류는 대개 정제나 캡슐로 경구 투여된다. 크리스탈형의 메스암페타민(필로폰)과 코카인은 코로 흡입되기도 한다. 이들은 정맥에 주사될 수도 있는데 이럴 경우에는 약효가 보다 신속하고 강렬하다.


## ◇ 암페타민은 얼마나 사용될까?

암페타민류는 서구식 의술이 시행되는 나라이면 어느 곳에서나 구할 수 있다. 미국에서는 기분전환용 약물 처방의 1/4이 각성제이며 주로 암페타민류이다.


## ◇ 얼마나 많은 사람들이 암페타민류를 남용할까?

최근 미국정부가 미국 전체인구를 대상으로 한 약물남용 가구조사(1994년)에 의한 미국인들의 흥분제 남용경험도를 보면 전체

인구 중 4.6%(남자 6.1%, 여자 3.2%)가 남용경험이 있는 것으로 나타났다. 연령별 내용을 보면 12~17세 1.9%(남자 1.8%, 여자 2.0%), 18~25세 3.3%(남자 4.0%, 여자 2.6%), 26~34세 7.8%(남자 8.9%, 여자 6.8%), 35세 이상 4.5%(남자 6.6%, 여자 2.6%)로 나타났다.


◇ 암페타민의 약효는 어떨까?


　보통의 양을 사용하면 암페타민류는 일시적으로 사용자를 각성하게 만들고 잠을 깨워 주고 행복하게 해주며 정신이 맑아지게 만들어 준다. 배고픔을 잊게 해주고 피곤한 경우에도 단시간 동안은 힘이 나게 해준다. 심박동수를 증가시키고 혈압이 높아지게 하며 심계항진(가슴이 두근거리고)을 일으키고 호흡이 빨라지고 동공이 확대되고 입이 마르고 땀이 나며 두통을 일으킨다.

　그러나 이 약물들은 내성이 금방 늘고 의존성도 생기기 때문에 처음의 약효를 유지하려면 계속하여 증량해야 한다. 일주일 정도 사용하다 사용을 중단하면 인체는 이전 상태로 되돌아가는 것이 보통이다. 그러나 사용을 계속하면 몇 주일 안 되어 심리적 의존증이 생겨날 수 있다. 암페타민 사용으로 힘과 자신감이 생기고 쾌활해지며 기분이 즐거운 반면, 사용 중단으로 야기되는 피로감과 우울증은 너무도 심해서 남용자는 다시 약물을 사용해 보고픈 유혹에 시달리게 된다.


◇ 암페타민을 남용하면 인체에 어떤 합병증이 일어날까?

　살균 안 된 주사로 인한 질병들 외에 과량의 암페타민류가 의학적인 문제들을 일으킬 수 있다. 과량 사용으로 간 질환이 일어날 수 있다. 뇌 질환도 동물들에게서 발견되어 왔다. 심장의 리듬이 비정상화되고 혈압이 눈에 띄게 올라간다는 것은 익히 알려져 있는 사실이다.

많은 남용자들은 위생 관념도 희박해져서 여러 가지 건강 문제들이 생겨날 수도 있다. 이런 합병증들로는 심부전, 간염, 체중 격감, 영양실조, 비타민 결핍증 등을 들 수 있다.

### ◇ 암페타민의 의학적 용도는 무엇일까?

암페타민류는 1920년대에 혈관을 수축시킬 화학물질들을 발견하려고 연구하던 중 합성되었다. 이 약물들은 처음에 감기 치료에 사용되었는데 이들이 비점막을 수축하여 일시적으로 코가 막히는 것을 방지해주기 때문이었다. 현재는 이런 목적으로는 보다 부작용이 적은 약물들이 이용된다. 지금은 조심성을 갖고 암페타민류가 주로 기면증(정상적으로 깨어 있는 동안에 순간순간 잠이 들어버리는 증세), 우울증, 식욕 조절에 처방된다. 역설적으로 들릴지라도 이 약물들은 때로 이상한 행동을 하는 과행동 어린이를 치료하는 데에 사용되기도 한다. 기타 피로와 우울증의 조절, 우울성 약물중독의 중화, 간질과 파킨슨씨병의 치료 등에 제한적으로 이 약물들이 이용될 수 있다.

### ◇ 암페타민류는 사람들의 의식을 되찾는 데 도움이 될까?

각종 수면 약물중독에 걸린 다음에 암페타민류는 의식을 되찾는데 도움이 된다.

## ◇ 암페타민류는 어떻게 작용할까?

연구 결과 이 약물들은 인체의 천연 호르몬들인 에피네프린(아드레날린)과 노르에피네프린(노르아드레날린)에 유사함이 밝혀졌다. 그래서 이들은 직접적으로는 천연 호르몬처럼 신경 말단에 작용하고 간접적으로는 천연 호르몬의 방출을 증가시킴으로써 신경 말단에 영향을 준다. 어느 경우이든 암페타민류는 혈압과 심장과 호흡 속도와 대사율을 조절하는 중추신경계를 자극한다. 이때 이 모든 기능들은 증가된다. 식욕이 눈에 띄게 줄고 감각들이 과민해진다. 일반적으로 인체는 마치 심한 격투의 위험에 처한 때처럼 긴장 상태가 된다. 암페타민류는 이런 자극 상태를 인위적으로 강화 지속시켜서 인체가 오랫동안 긴장 상태에 있도록 해준다.

암페타민이 뇌를 자극해서 정신적 각성을 일으키는 방법에 관해서는 아무도 정확히 알지 못하고 있다. 그 효과는 대체로 바르비탈계 약물들의 경우와 반대이다. 사실 암페타민 사용자들 중에 보다 큰 만족감을 얻기 위해 바르비탈계 약물들도 동시에 사용하는 사람들이 많다. 이것이 소위 '열기와 냉기(hot and cold)' 또는 '한턱 내기(set up)'이다.


## ◇ 암페타민류는 무엇을 할까?

암페타민의 약효는 사용량과 많은 관계가 있다. 사용량이 늘어나면 위험도 커지는 것이 보통이다. 그러나 암거리에서 팔리는 암페타민의 경우는 진짜 사용량이 얼마인지를 알 수 없다. 사용량을 안다고 하더라도 사람들의 몸과 마음은 그들 나름의 약물반응 방식이 있는 법이다. 대부분의 사람들에게서는 고용량이어야 일어나는 현상들이 어떤 사람들에게서는 저용량에서도 일어날 수가 있다.

◇ **인체는 암페타민에 어떻게 반응할까?**

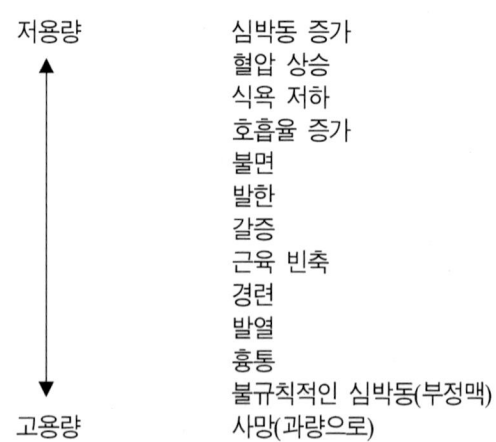

| 저용량 | 심박동 증가 |
|---|---|
| ↑ | 혈압 상승 |
| | 식욕 저하 |
| | 호흡율 증가 |
| | 불면 |
| | 발한 |
| | 갈증 |
| | 근육 빈축 |
| | 경련 |
| | 발열 |
| | 흉통 |
| ↓ | 불규칙적인 심박동(부정맥) |
| 고용량 | 사망(과량으로) |

저용량이면 암페타민은 인체에 지속적인 손상을 남기지 않는 경우가 흔하나 용량의 증가와 함께 위험도 눈에 띄게 증가한다. 고용량이면－특히 정맥에 주사하는 메스암페타민(필로폰)의 경우－용량을 조금만 늘려도 과량이 되어 사망할 수 있다. 어떤 사람들은 경련이 계속되면서 사망했고 어떤 사람들은 심장마비로 사망했다.

### ◇ 정신은 암페타민류에 어떻게 반응할까?

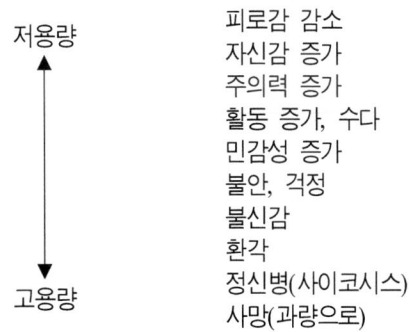

저용량
↑
│
↓
고용량

피로감 감소
자신감 증가
주의력 증가
활동 증가, 수다
민감성 증가
불안, 걱정
불신감
환각
정신병(사이코시스)
사망(과량으로)

### ◇ 암페타민 남용으로 인한 정신병적 합병증은 무엇일까?

암페타민을 과량 사용하면 지나치게 활발해지고 민감해지고 수다
스러워지고 의심이 많게 되며 때로 난폭해지기도 한다. 사용자는 충
동적으로 행동한다. 그래서 호전적인 행동을 보이거나 살인을 저지
르기도 한다. 헤로인 의존자처럼, 암페타민류 의존자도 무슨 짓을 해
서라도 약물을 구하려 든다. 이런 편집증은 약물을 중단한 뒤에도
오랫동안 지속될 수 있다. 이는 편집성 정신 분열증과도 비슷하다.

### ◇ 왜 암페타민류를 기력제(pep pills)라 부를까?

이 약물들로 인해 각성 상태가 증가되기 때문에 폐경기나 노령기,
비애기, 회복기, 피로기 등의 시기에 우울증을 은폐해준다. 게다가

기분이 좋아지고 행복하게 느껴지기 때문이다.


### ◇ 암페타민류는 처방약인데도 일반인이 사용하는 이유가 무엇일까?

이 약물들은 도취감과 정신적 흥분 상태를 일으키기 때문이다.


### ◇ 암페타민류는 정력을 증가시켜 줄까?

많은 사용자들은 이 약물들이 정력을 증가시켜 준다고 한다. 그러나 이는 전적으로 잘못된 생각이다. 이 약물들은 고작 저장 에너지를 정상보다 더 신속하게 방출하도록 자극하는 일을 할 뿐이다. 정력은 인체에서 생기는 것이지 약물에서 오는 것이 아니다.

그러나 인체에는 단지 정량의 저장 에너지만이 있을 뿐이다. 고로 과소비할 경우 조만간 바닥날 수밖에 없다. 이런 일이 일어나면 사용자는 전반적인 육체적 허탈―이를 '붕괴(crash)'라 한다―에 빠지게 된다.


### ◇ 왜 암페타민류가 남용될까?

그 이유를 단정할 수는 없다. 도취감을 느끼려고 사용하는 이들도 있고 피로가 오지 않게 하려고 사용하는 이들도 있고 정상적인 주의력과 신체적인 활동력을 증강시키려고 사용하는 이들도 있으며 우울한 기분이나 체중을 덜어보려고 사용하는 이들도 있는 것 같다.

## ◇ 어떤 유형의 암페타민 남용이 있을까?

여러 유형의 남용이 있다. 그러나 최근까지는 주로 두 개의 유형으로 분류되어 왔다. 하나는 산발성 남용자로 이들은 자기의 생리적 한계를 넘어서 일을 해야 할 필요가 있을 때 가끔씩 약물을 사용한다. 밤을 새우려고 그럴 수도 있고 운동 시합에서 이기려고 그럴 수도 있고 벼락공부를 하려고 그럴 수도 있을 것이다.

두 번째 유형은 그저 살아가는 데 필요하거나 기분 만점이라 느끼고 싶어서이거나 약물을 중단하려 할 때 일어나는 우울증을 상쇄하려고 중간 정도의 양을 사용하는 남용자들이다. '연회식' 남용자들은 '재미(kicks)'를 맛보려고 약물을 남용한다. 이런 유형의 남용자들은 과사용자들인데 하루 동안 75～100㎎까지 사용하기도 한다. 평균 1회 용량은 15～30㎎이다. 과량을 장기간 사용할 경우 이들은 약물에 의존적이 될 수밖에 없다.

1967년 이래 새로운 유형의 남용자가 생겨났는데 이들은 과량을 정맥 속에 반복하여 주사하는 것이다. 이 유형의 암페타민 남용은 실제로 코카인과 같은 약효를 낸다. 이런 남용자들을 '스피드 중독자(speed freaks)' 또는 '메스 중독자(methheads)'라고 부른다.

## ◇ 왜 사람들은 암페타민을 사용할까?

암페타민류들은 여러 가지 의학적인 용도들이 있다. 의사들은 다음과 같은 목적으로 암페타민을 처방하게 된다.

- 쉽게 지치는 환자들을 돕는다.
- 환자의 체중 조절을 돕는다.
- 환자가 우울증을 이겨내는 것을 돕는다.
- 기면증(수면 발작증: 아무 때나 잠들어버리는 희귀한 뇌 질환)을 치료한다.
- 과운동 아동(조절이 불가능할 정도로 활동이 지나친 특이한 아동 질환)을 치료한다. 암페타민류가 대개는 각성제일지라도 무슨 이유에선지 이런 증상의 청소년들을 차분하게 만든다.

암페타민계 약물들을 의학적으로 사용하려면 의사의 감독과 통제를 받는다. 의사는 바라는 약효에 비례하는 양을 처방한다. 이는 대개 저용량이며 정제나 캡슐형으로 사용될 뿐이지 주사되지는 않는다.

그러나 많은 이들은 의사의 감독도 없이 암페타민류를 사용한다. 중년층들은 피로를 물리치거나 몸무게를 줄이려고 이 약물들을 사용한다. 대학생들은 시험기간 동안 잠을 자지 않으려고 이들을 사용한다. 트럭 운전수들은 오래 운전을 하는 동안 잠이 오지 않게 하려고 이들을 사용한다. 헤로인 의존자들과 LSD 상용자들은 다른 약물들과 더불어 이 약물들도 사용한다. 무분별한 사용자들 중 청소년 남용자들의 숫자가 늘어나고 있다.

의사의 처방도 없이 청소년들이 암페타민류를 남용하는 이유는 무엇일까? 청소년들은 다음의 이유들을 제시한다.

'기분이 좋아지려고', '재미 삼아서' — 대부분의 청소년들은 이런 이유로 암페타민을 시험해 본다. 시험 결과 재미가 있으면 청소년들은 다시 사용하게 된다. 언제나 기분 좋은 상태에 머물러 있고 싶어 하는 청소년들도 있다.

'능력을 향상하려고' – 학교 성적이나 운동 실력을 높이려고 암페타민류를 사용하는 청소년들도 있다. 대부분은 잠이 오지 않게 하려 할 뿐이다. 그러나 이들을 사용하면 정신적인 주의력이나 신체적인 스태미나가 증가되리라고 믿는 청소년들도 있다.

'친구들이 사용하니까' – 사회적인 압력도 약물남용의 중요한 요인이다. 자기 특유의 남용 이유가 없는 사람들은 사회적인 상황을 든다. "파티에 갔었거든요. 거기서 해봤어요", "내 짝꿍이 해보라는 거예요". 한 번 사용해 본 사람들이 이렇게 말하는데, 그들은 그저 한 집단에 소속되기를 바랄 뿐, 약물 자체에는 매력을 느끼지 않는다.

'그게 없으면 못 살겠어요' – 암페타민류에 의존증이 생긴 사람들은 약물이 없으면 제 기능을 잘 해내지 못하리라고 느끼고 있다. 이들 소수인들은 기분 좋아지는 것을 바라지 않는 경우도 있다. 이들은 그저 암페타민이 있어야만 우울해지지 않으리라고 생각하는 것이다.

## ◇ 암페타민류를 남용할 가능성이 있는 사람들은 어떤 이들일까?

누구에게도 남용은 있을 수 있다. 의학 전문가들은 심한 암페타민 남용자들이 남용 이전부터 정신 불안증으로 고통을 받아온 사람들이라고 믿는다. 이런 사람들은 삶의 문제들을 다루고 불안한 정서를 달래려고 각성제를 사용한다. 이런 유형의 사람들은 냉담하고 활력이 없으며 우울하다. 다시 말해서 다른 사람들이 정상적인 경험 속에서 느끼는 자연스러운 즐거움들과 만족감들을 즐길 수 없는 사람들이다. 다른 사람들과 쉽사리 어울리지 못하는 경우도 있다. 실망하고 절망하여 다른 사람들과 따뜻한 인간관계를 형성할 능력이 없는 청소년들은 일시적으로나마 자신감과 행복감을 얻으려고 각성제들을 사용하게 될지 모른다.

## ◇ 어디에서 약물을 구할까?

매년 생산되는 암페타민 중 남용 암페타민의 50%가 불법적으로 제조된다고 한다. 그리고 메스암페타민은 대부분 불법 제약소에서 만들어져서 포장되어 비밀리 다른 지역으로 옮겨지는 경우가 흔하다. 이들 약물은 카페나 술집 등에서 거래 루트를 따라 윤리 의식이 부족한 의·약인들에 의하여 판매되거나 처방을 위조하여 구매된다. 한국에서의 이들 약물의 거래는 모두 불법 거래 약물들이다.

## ◇ 암페타민류는 왜 통제가 곤란할까?

미국의 경우 약물이 너무 많이 생산된다는 것이 한 가지 이유이다. 매년 남녀노소를 불문하고 모든 미국인 일인당 250㎎ 즉 25회 내지 50회 사용분에 해당하는 양이 생산된다.

## ◇ 암페타민 남용의 위험은 무엇일까?

암페타민 남용과 관련된 위험은 여러 가지이다. 이 위험들은 반복

된 사용 때문에 생긴다. 그렇지 않은 경우도 가끔 있다.

위험의 크기는 사용 빈도와 사용량에 비례한다. 심한 사용자는 체중 조절용으로 의사가 처방하게 될 양의 수백 배는 더 될 양을 매일 사용할 수도 있다. 인체가 점점 내성을 지니게 되기 때문에 만족 수준에 이르려면 점점 더 많은 양을 사용해야 한다. 이런 식으로 가면 결국 사망에까지도 이르게 된다.

그러나 일정한 기간 동안 암페타민을 가볍게 사용해온 남용자들도 눈에 띄는 증상들을 보여준다. 이들은 다음과 같다.

- 신경 과민증
- 고혈압
- 심리적 의존증(이 약물이 없으면 아무것도 못 한다)
- 불면증(잠을 이룰 수 없다) 이 때문에 암페타민 사용자들은 밤에 잠이 오게 하려고 각종 수면 약물들을 사용한다. 이렇게 그들은 약물의 악순환에 빠지게 되는 것이다. 이들은 인체의 활동을 가속하거나 느리게 하기 위하여 약물들을 번갈아가며 사용하는 것이다.

심한 남용자들은 이외에도 다음과 같은 증상들을 보인다.

- 말이 대단히 빠르고 불분명하다.
- 시각과 청각의 환각
- 여러 가지의 뇌손상. 이런 손상은 영구적이어서 치료 불가능하다. 뇌세포는 일단 손상되면 회복되지 않는다.
- 정신병, 즉 심각한 정신적이고 정서적인 질병.

### ◇ 암페타민 도취 효과는 어떨까?

일반적인 증후들은 다음과 같다. 땀을 심하게 흘리고 민감해지고 대체적으로 커피를 마셨을 때와 비슷한 불면증이 오고, 소변을 자주 보고, 손을 떨고, 말이 빨라지고, 적극적으로 보면 자신감이 지나치게 되고 기분이 고양되고 단시간 동안 집중력이 높아지고 행복감을 느끼며 때로 자만하기도 한다.

### ◇ 약효가 사라졌을 때 암페타민 남용의 영향들은 어떨까?

가족 관계와 친구 관계가 깨지고 학교 성적 및 직업 수행 능력이 떨어지고 비행을 저지르며 고독해진다. 어떤 문제들의 어느 부분이 남용자들의 기본적인 성격과 관계되고 어느 부분이 약물 자체 때문인지는 알아내기 어렵다. 장기 암페타민 남용에 관한 연구를 통해서도 이 점은 분명히 밝혀지지 않았다.

### ◇ 암페타민 우울증이란 무엇일까?

어느 기간 사용하면 암페타민류는 이상한 현상을 일으킨다. 암페타민 도취기 동안 생기는 우울한 느낌들의 억제는 동시에 우울증을 유발하기도 한다. 그래서 약효가 사라지는 동안과 그 후 얼마 동안 사용자는 강한 우울증을 느낀다. 그리고 우울한 느낌들은 오히려 제거되기는커녕 그저 연기되고 강화될 뿐이다.

이 약물들이 식욕을 억제하고 잠을 쫓기 때문에 영양실조, 비타민 결핍증, 그리고 피로도 생긴다. 영양실조와 피로가 우울증을 가속할 수 있다. 이 모든 요인들이 합해지면 정신병 규모의 우울증에도 이를 수 있다.


### ◇ 암페타민 남용의 부작용은 무엇일까?

심장의 수축기와 확장기에 혈압이 상승하고 동공이 확대되고 불안하고 잠이 오지 않으며 입안이 마른다. 두통, 구토, 오심, 과민성, 진전, 복부 경련도 일어난다.


### ◇ 암페타민도 환각 효과를 일으킬까?

암페타민류 중 가장 위험한 약물인 메스암페타민(필로폰)이나 암페타민 황산염은 환각과 망상적 편집증을 일으킬 수 있다. 환각 상태란 이상한 영상들과 이상한 소리들과 이상한 생각들이 나타나는 상황인데 약물을 중단하면 사라진다.


### ◇ 자살과 암페타민 남용은 어떤 관계가 있을까?

도취기가 지난 뒤 우울증이 깊어져서 자살하게 되는 수가 있다.

## ◇ 암페타민 남용은 정신 질환과 관계가 있을까?

암페타민 정신병은 1938년 처음 발견되었다. 이것은 심한 정신 질환인 편집증 비슷한 망상들을 일으킨다. 이런 시각적·청각적 환각들은 약물을 중단한 뒤에도 오랫동안 지속된다. 불안감이 환각을 동반한다. 공상들이 출몰하고 행동이 절제가 없고 내용 없는 말들이 술술 흘러나오기도 한다.


## ◇ 암페타민류는 의존증을 일으킬까?

일으킨다. 많은 사람들이 암페타민 상용자가 되지 않더라도 암페타민이 일으키는 기분을 경험할 수 있다. 이는 코카인의 경우도 마찬가지다. 코카인도 강력한 중추신경계 흥분제이다.

암페타민의 효과에는 내성이 있다. 따라서 같은 효과를 얻으려면 점점 증량하여야 한다. 남용자들은 매우 많은 양에도 익숙해져서 하루에 700㎎을 사용하는 사람들도 있다. 암페타민류는 교차 내성이 있고 활력과 행복감을 느끼려면 증량해야 하는데 이로 인해 신경과민증과 불면증이 생긴다. 이 이유로 많은 사용자들은 바르비탈계 약물들과 암페타민계 약물들을 번갈아가며 사용한다.

한동안 암페타민류는 신체적 의존증을 유발하지 않는다고 했다. 그리고 금단증상이라고 해야 약물을 더 갈구하거나 잠을 오래 자고 전신이 노곤해지며 우울증이 오는 것 말고는 없다고 믿어졌었다. 하지만 최근의 연구들은 이들 약물이 심각한 정신적 의존과 신체적 의존 그리고 금단증상을 일으킨다고 보고 있다.

암페타민류는 매우 강한 심리적 의존증을 일으켜 오랜 기간 사용한 사람들은 일시적인 약 효과 즉, 활력과 자신감과 행복감에 익숙해져서 진짜 커다란 우울증과 피로감을 견디어낼 줄 모르게 된다. 따라서 암페타민류 내성과 의존증이 생긴 사람들은 계속 약물을 남용하게 된다.

위에서 말한 것처럼 다수의 사람들이 암페타민을 사용한 후 수면을 유도할 목적으로 바르비탈계 등 각종 수면 약물들을 사용한다는 것 또한 심각한 문제를 야기한다.

암페타민류를 사용하면 다음 증상이 올 수 있다.

- 약물 내성
- 심리적 의존증
- 심리적 금단증상
- 신체적 의존증
- 신체적 금단증상

### ◇ 암페타민 남용을 중단할 수 있을까?

그렇다. 그러나 계속 과량을 사용해온 사람은 중단 시 심리적 금단증상을 겪게 된다. 이를 '허탈감(crashing)'이라고 한다. 금단증상은 암페타민의 도취감으로부터 급히 하강하기 때문에 정서적으로 고통스럽다. 심한 우울증이 올 수도 있고 자살이 수반될 수도 있다. 약물 사용을 중단했을 때 누가 우울증에 빠지고 누가 빠지지 않을지 예견하기란 어렵다. 겉보기로는 약물에 '잘 순응된' 사람들일수록 금단기간 동안 자살하는 경향이 많은 것 같다.

암페타민류의 반복 사용 결과에 너무나 겁이 나서 스스로 중단하는 사람도 있다. 사실 암페타민류 남용을 가장 반대하는 사람들은 의사들이 아니라 남용자들 자신이다.

그러나 약물의 영향들을 잘 알고 있음에도 끊을 수 없는 사람들이 많다. 이들은 심리적 금단증상의 고통들을 이겨낼 자신이 없는 사람들이다. 그래서 암페타민 의존증은 치료하기가 매우 어렵다.

### ◈ 암페타민류 남용은 내성이 생길까?

생긴다. 내성이란 약효는 없이 약물만 받아들이는 인체의 능력이다. 이는 암페타민 남용으로 매우 신속히 생겨난다.

### ◈ 암페타민류를 사용하면 운동을 더 잘할까?

미국의사협회(AMA)는 일련의 실험 결과 이 약물들을 사용한 선수들은 운동을 더 잘하기 때문에 다른 선수들보다 매우 유리하다는 점을 발견했다. 따라서 이 협회는 다음과 같은 결론을 내렸다. "운동능력을 향상시키려고 암페타민류를 이용하는 것은 스포츠맨십에 어긋난다. 그리고 이 약물들을 반복 사용하면 유해성이 야기될지도 모르기 때문에 이런 목적으로 의사들이 이 약물을 처방해 주거나 코치, 트레이너 또는 선수들이 운동할 때 이 약물들을 사용하는 것은 강력이 금지해야 한다." 이 계통 약물은 국제올림픽위원회 금지약물 리스트에 올라 있다.

## ◇ 암페타민류는 섹스 흥분제(최음제)일까?

암페타민 남용으로 성행위가 증가하기도 하고 감소하기도 한다. 그러나 이 약물은 결코 최음약이 아니다.


## ◇ 스피드란?

메스암페타민을 지칭한다.


## ◇ 왜 스피드라는 이름이 붙었을까?
## 그리고 그 위험은 무엇일까?

'스피드(speed)'는 메스암페타민(필로폰)의 명칭이다. 정맥으로 주사되어 약효가 금방 나타나기 때문에 이런 이름이 붙었다. 병원에서 의사의 감독 없이 주사하면 언제나 혈청 간염과 세균 감염의 가능성이 있다. 과량 사용으로 심장마비와 뇌손상이 일어나기도 한다. 계속적인 사용을 '흥행(run)' 또는 '잔치(binge)'라고 한다. 만성 남용자들은 3~4일간이나 이런 '잔치'를 계속한다. 이 동안은 잠이 오지 않고 밥맛도 없어진다. 그래서 이들은 잠이 오게 하려고 바르비탈계 등 각종 수면 약물들을 사용한다. 잠이 깨면 환각 상태는 사라지나 나른함과 허기를 심하게 느낀다. 헤로인 남용자들도 돈이 덜 들기 때문에 스피드를 사용하는 경우도 있다.

## ◇ 스피드는 다른 암페타민류와 어떻게 다를까?

스피드라는 명칭이 실마리를 준다. 약물을 사용하면 신속히 나타나는 반응(이를 오르가즘이라고 한다)을 경험한다. 이것이 메스암페타민과 다른 암페타민류의 차이점이다.


## ◇ 스피드의 특별한 매력은 무엇일까?

신속한 반응, 신속한 '황홀감(rush)'이 스피드의 매력 포인트이다.


## ◇ 스피드 황홀감이란 무엇일까?

스피드는 '황홀감(rush)'을 자아낸다. 이는 전신에 퍼지는 강렬한 흥분감이다. 때로 전신을 감싸는 거대한 오르가즘이라 서술되기도 한다. 스피드 의존자들은 이 황홀감을 가장 갈구한다고 한다.


## ◇ 스피드 순환이란 무엇일까?

만성 스피드 남용자들의 경우 스피드 순환(speed cycle)은 네 가지 단계로 이루어진다. 1) 초기의 전신 오르가즘 단계, 2) 두 번째의 흥분 단계, 3) 피로 허기 단계, 4) 우울증 단계. 이런 순환을 다시금 시작하게 만드는 것은 바로 마지막의 우울증 때문이다.

◇ 메스암페타민의 장기 남용으로 인한 심리적
　　영향은 무엇일까?

　1) 초조감, 2) 암페타민 정신병, 3) 피로 증후군, 4) 우울증 지속,
5) 환각증 지속. 초조감은 불안과 걱정으로 특징지어진다. 암페타민
정신병은 시각 및 청각 환각들과 편집증으로 특정지어진다. 우울증
은 사용자 스스로에게서 연유되는 것이다. 환각증은 급성 단계가 지
난 뒤에도 한동안 시각 및 청각 환각(환시·환청)들이 나타나는 것
이다.


◇ 필로폰(스피드)의 효력은 어떨까?

　암페타민류가 다량으로 정맥에 주사되면 몇 시간 동안 황홀감이
생긴다. 이 황홀감을 유지하려면 다시 주사를 맞아야 한다. 남용자는
기진맥진한 상태가 될 때까지 며칠 동안이고 이를 계속 반복할 수
있다. 그러면 몸이 떨리고 가렵고 근육통이 일어나기 일쑤이다. 사용
자는 약효가 있는 동안은 말이 빠르고 수다스러우며 이리저리 서성
이거나 기타 일정한 행동들을 하는 경향이 있다. 사용자는 자극에 과
민하고 초조해하고 불안해하기도 한다. 공포감이 생겨날 수도 있다.
　심한 암페타민 남용자들과 스피드 중독자들은 몸이 쇠약해지고 영
양실조에 걸리게 된다. 먹고 싶지도 않고 자고 싶지도 않아서 이들
은 체중이 줄고 개인위생에 신경을 쓰지 않게 된다. 그들은 더러운
주사 바늘 때문에 바이러스성 간염이나 에이즈 같은 감염에 걸리기
쉽다. 고용량으로 간장이 손상된 예가 있고 뇌세포 손상도 보고된
바 있다.

남용자들에게는 사회적 도덕적 타락도 온다. 그들은 충동적이고 화를 잘 내고 불완전하며 거짓말을 잘 한다. 그들의 행동은 공격적이며 예측불허이다. 스피드 중독자들은 코카인 남용자들과 가장 흡사한데 이들은 가히 '마약광(dope fiend)'이라 할 행동을 자행한다. 스피드 중독자들은 열이면 열 주변인들을 의심하며 심하면 자기가 어떤 음모에 말려들고 있다는 편집증적 망상에 사로잡힌다. 심한 장기 사용으로 인해 정신 분열증 같은 증상들이 약물을 중단한 뒤에도 수개월간 나타나는 수가 있다. 심한 남용자들이 황홀감이 사라질 때 경험하는 우울증, 즉 허탈감은 극심하다. 이 동안에 자살한 사람도 있다. 약물을 중단하면 무감각, 피로감, 근육통, 심한 허기, 우울증 등의 증상들이 온다. 이런 증상들을 진정한 육체적 의존증을 의미하는 각성제 금단증상이라고 보는 학자들도 있다.

편집증적 망상과 살인적인 격분과 오염 물질의 주입으로 인해서 스피드는 사람까지 죽일 수 있다. 그러나 내성이 있는 사람이 과량으로 사망하는 예는 드물다. 계속 사용으로 인격이 파탄되고 판단력이 흐려지고 건강이 나빠짐으로써 스피드 중독자는 산 것도 아니요 죽은 것도 아닌 지옥과도 같은 삶을 살게 된다.


## ◇ 왜 스피드 사용을 중단하게 될까?

피로가 너무 심해지고 더는 약물을 구할 수도 없거나 정신 장애가 심각해져서 스피드 남용을 중단하게 될 수 있다.

## ◇ 스피드 사용을 중단하면 어떤 행동이 나올까?

스피드 잔치가 끝나면 오랫동안 잠을 자게 되는데 24∼48시간이 되는 경우도 있다. 잠이 깨면 식사를 많이 하는 것이 보통이다.


## ◇ 스피드와 섹스는 관계가 있을까?

스피드를 사용하고서 여러 시간 동안 발기 상태를 유지했던 남자들의 이야기가 있다. 암페타민류의 각성 효과는 감각의 민감도를 높일 수 있다.

황홀경을 경험하려고 암페타민류를 사용하면 자극이 너무도 강해서 도저히 완화시킬 수 없다는 점이 위험한 요인이다. 여러 시간 발기하여도 오르가즘에 도달되지 않을 수가 있다. 암페타민류의 최음 효과는 원래 정신적인 것이지 생리적인 것이 아니다. 따라서 사용자가 진심으로 바라면 그 바람대로 될 것이다. 정맥주사의 경우가 특히 그러하다.


## ◇ 치료법은 무엇일까?

특정의 약물남용자에게 알맞은 특정의 치료법이 따로 있는 것은 아니다. 약물 의존자, 특히 스피드 정맥 주사자는 비교적 근래에 생겨난 현상이기 때문에 적절한 치료법과 재활시설도 근래에 만들어졌다. 근래의 대부분의 약물 치료 프로그램들은 주로 마약 의존자들을 위한 것들이었다. 그러나 오늘날은 약물 문제가 특히 심각한 사회문제를 야기하기 때문에 외국의 경우 지역 곳곳에서 공식적이든 비공식적이든 약물 치료소들이 생겨나고 있고 지역 정신건강센터들도 청소년 남용자들에게 줄 혜택을 개발하고 있다.

스피드 중독자를 치료하기는 매우 어렵다. 헤로인 사용자처럼 남용을 중단했던 사람도 재발하는 경우가 많다. 의학적 치료와 정신적 치료가 모두 필요하다. 약물 의존이 인간관계의 파탄과 관계있는 경우가 보통이므로 상당량의 사회적 심리적인 지원도 필요하다.

가장 효과적인 치료법 중의 하나는 집단 요법이나 가족치료이다. 여기서는 회복된 과거의 사용자들이 현재의 남용자들과 상호 접촉하고 협조한다. 스피드를 경험한 적 있는 사람들은 신뢰를 받기 마련이고 이들의 조언은 약물을 끊으려고 하는 사용자들에게 수용될 가능성이 높다. 또 이런 집단들은 인격 재건에 중요한 자기 탐색의 기회와 타인을 신뢰하고 타인과 관계를 맺는 것을 배울 기회들을 제공한다.

스피드 사용자의 예후는 다른 종류의 약물남용자들과 비교하여 더 좋지도 더 나쁘지도 않다.


◇ **프레루딘이란 무엇인가?**


프레루딘(preludin)이란 펜메트라진 염화수소이다. 이는 중추신경계 각성제이며 암페타민류와 흡사하다. 약리학적으로 프레루딘은 순한 각성제여서 카페인보다는 강하고 암페타민보다는 약하다. 이것은 각성된 행복감을 창출한다. 이런 느낌과 최음 효과들 때문에 이 약물이 남용된다. 이는 체중 감량제(식욕억제제)로 쓰인다.

프레루딘의 의존증과 금단증상도 암페타민류와 매우 흡사하다.

프레루딘은 특허를 소유하고 있는 독일 회사에서 기술을 도입한 가이기 제약회사(Geigy Pharmaceuticals)에 의하여 만들어진다. 다양한 형태로 시판되나 가장 흔한 것들은 분홍색이고 사각형이며 눈금이 새겨져 있는 25㎎짜리 정제와 분홍색으로 원형이며 약효가 오래 지속되는 75㎎짜리 정제(이를 '지속제, Endurets'라고 한다)이다.

## ◇ 리탈린이란 무엇인가?

리탈린(ritalin)이란 메틸페니데이트 염화수소이다. 이는 비암페타민계의 중추신경 흥분제이다. 이것은 순한 각성제요 항우울약(antidepressant)으로 약효가 지속되는 동안에는 지나친 흥분을 일으키지 않고 약효가 사라진 후에도 우울증을 남기지 않으며 기분과 능력을 향상시켜 준다. 프레루딘처럼 그 의존증이나 금단증상은 암페타민류와 비슷하다. 시바(CIBA) 제약회사에서 제조되며 연노랑색의 5㎎짜리 원형 정제, 10㎎짜리 하늘색 원형 정제, 20㎎짜리 복숭아색 원형 정제가 있다. 모두 'CIBA'라고 표시되어 있다.(리탈린 논쟁과 약물남용 참조)

## ◇ 스피드볼이란 무엇인가?

스피드볼(speedball)이란 약물 의존자가 암페타민이나 코카인과 헤로인을 혼합하여 사용하는 것을 말한다. 두 개의 약물을 합친 황홀감이 하나의 경우보다 더 크며 헤로인은 황홀감을 연장하는 데 도움이 된다. 코카인의 약효가 너무도 강력해서 그것을 부드럽게 하기 위해서도 헤로인의 힘이 필요하다.

## ◇ 바르비탈계와 각성제를 혼합한 약물들은 없을까?

널리 사용되는 것으로 바르비탈계와 암페타민류를 혼합한 덱사밀(Dexamyl)과 데스부탈(Desbutal)이라는 약물이 있다. 암페타민은 중추신경계를 흥분시키는 작용을 하는 반면 바르비탈은 암페타민의 식욕감퇴 효과와 도취 효과는 저하시키지 않으면서도 지나친 흥분이나 자극을 줄이는 작용을 한다.

덱사밀은 덱스트로암페타민과 아모바르비탈의 혼합물이다. 이는 스미스 클라인 앤 프렌치 제약회사에서 제조되는데 액제와 서방성(지속성) 캡슐과 정제형이 있다. 캡슐형은 상단이 녹색이고 하단은 투명하다. 그래서 녹색과 흰색의 알갱이들이 내비친다. 정제형은 녹색으로 눈금이 새겨져 있는 납작한 삼각형이다.

이들은 가벼운 억제 효과 때문에 식이요법(다이어트)을 하고 기분을 좋게 만드는 데 권고된다.

아모바르비탈에 대하여 육체적 의존증이, 암페타민에 대해서는 심리적 의존증이 생겨날 수 있다. 장기간 남용하면 이 두 성분들에 모두 내성을 보이게 될 수도 있다. 과량이면 흥분이나 억제가 지나치게 되어 심하면 쇼크도 올 수가 있다.

데스부탈은 메스암페타민 염화수소와 펜토바르비탈 나트륨의 혼합제품이다. 이는 애보트 제약회사(Abbott Laboratories)에서 제조되며, 5mg짜리 녹색 캡슐, 10mg, 15mg짜리 캡슐이 있다. 모두 서방성 캡슐이며, 10mg짜리는 분홍색 상단에 하늘색 하단이고, 15mg짜리는 노랑색 상단에 하늘색 하단이다.

이들은 덱사밀과 같은 목적으로 사용되며 구성 성분에 대한 의존증도 마찬가지다.(본 장은 그린과 레비의 약물남용 참조·보완)

# 4 필로폰의 개요

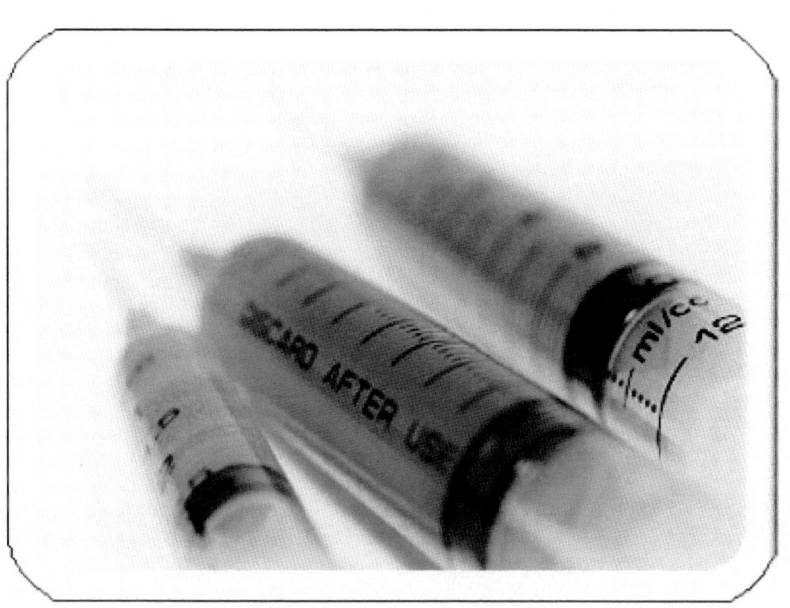

# ■암 페 타 민

○ **약물:** 암페타민, 덱스트로암페타민, 메스암페타민(히로뽕 또는 필로
   폰) 등
○ **약리학적 분류:** 중추신경 흥분제·교감신경 흥분제
○ **육체적 의존성(중독성):** 있음
○ **정신적 의존성(습관성):** 있음
○ **내  성:** 있음
○ **의학적 사용:**
   - 식욕억제제로 사용한다. 하지만 현재는 거의 사용되지 않는다.
   - 피로나 기분억제를 완화시킬 목적으로 사용한다.
   - 기분을 고양시키기 위해 사용한다.
   - 각성 효과를 목적으로 사용한다.
   - 뇌염이나 기면증과 같은 정신 및 신경 질환을 치료할 목적으로
     사용한다.
   - 어린이들의 과잉행동을 치료할 목적으로 사용한다.

○ **육체와 정신에 미치는 영향과 행동에 미치는 영향**

육체에 미치는 영향
● 동공확대, 구취, 식욕감퇴, 오심, 과도한 피로감 및 과도한 발한 작용이 있으며 선 분비 억제에 의해 코, 입, 입술이 마르고 입술을 적시기 위해 입술을 핥으며 코가 마르고 가렵기 때문에 자주 코를 문지른다.

정신에 미치는 영향
● 과장된 자신감과 힘, 편안감이 생기고 환각, 피해망상, 헛소리와 약물효과가 떨어졌을 때에는 억제적 분위기가 형성된다.

행동에 미치는 영향
● 각성 상태, 경계심의 증가와 추진성, 활동성 증가, 흥분, 신경과민, 초조, 공격적 행위, 반사회적 경향, 빠른 말소리, 사고력의 혼란, 이유 없이 자주 웃거나 멍청해지는 증상이 나타난다.

○ **남용자에 대한 증거 및 단서**

● 주로 경구적으로 사용하나 주사로도 사용할 수 있다.
● 주사기와 주사바늘을 찾는다. 각종 대용 주사기를 가지고 있다.
● 지혈대(고무벨트, 끈), 솜 등을 가지고 있다.
● 옷소매에 주사로 인한 핏자국이 있다.
● 신체 특히 팔꿈치 안쪽에 주사 자국이 있다.
● 반복 주사로 인한 상처(고속도로)가 있다.
● 남성은 주로 주사 부위에 문신을 하며 여성은 화장을 하여 상처

자국을 가린다.

○ **남용 시의 위험요소**

- 남용자들은 특히 편집광적 상태(피해망상적 상태)에서 광폭한 경향을 나타낸다.
- 오랜 기간 동안 음식물과 수면을 취하지 못하였기 때문에 영양실조, 폐렴, 극도의 피로로 각종 질병에 걸리기 쉽다.
- 혈압상승, 부정맥, 심장마비 및 뇌혈관 장애(뇌출혈) 등을 일으킬 수 있다.

# 5 필로폰 남용자의 일반적 징후와 증상, 진단 그리고 응급 처치와 치료

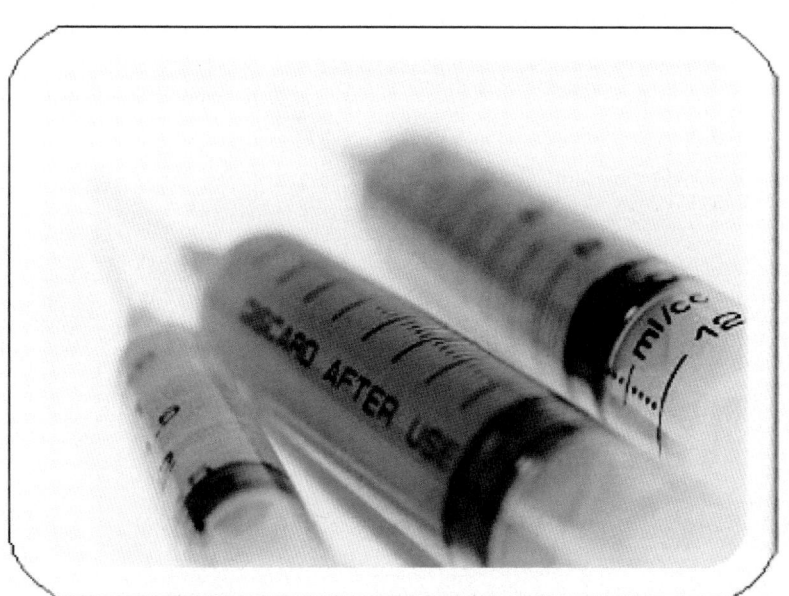

# 1 약물남용자의 징후 판단

청소년들이 본드를 흡입했는지를 가장 쉽게 확인하는 방법이 있다. 휘발성인 용매는 호흡 시 내쉬는 숨을 통해 상당 부분이 배설된다는 것을 이용하여, 그의 구취를 맡으면 된다. 본드 흡입자의 경우 구취에서 본드 냄새가 나기 마련이다.

그 외에도 술 취한 것 같은 행동이라든가 조리에 맞지 않는 헛소리를 할 수 있으며, 졸거나 때로는 폭력을 행사할 수도 있다. 남용자가 코데인이 들어 있는 정제라든가 코데인 시럽을 사용하였을 때도, 역시 술 취한 것 같은 외모로써 알아낼 수 있으며, 손발의 놀림이 조화를 이루지 못하고 심한 가려움을 일으킨다.

대마초의 경우는 졸거나 방황하는 마음을 갖게 되고 눈의 흰자위가 충혈되어 있으며, 단것을 찾게 되고 식욕이 왕성하여 과식을 하게 된다. 그래서 마리화나를 즐겨 흡연하는 사람들은 체중 증가를 가져온다.

필로폰 사용자들은 말이 빠르고 초조감이나 불안감이 생겨 계속 담배를 피우거나 서성거리며, 하찮은 일에도 신경질을 내거나 공격적인 행위를 나타낼 수 있다. 아울러 입이 마르고 심한 피곤을 나타내거나 혼란한 생각을 한다.

수면제 남용자들은 눈의 초점이 흩어지고 멍청해 보인다. 술 취한 외모를 하는 경우는 본드, 수면제, 마약인데 구취와 행위를 보아 구별해 낼 수 있다. 또한 환각제의 경우는 손발이 차고, 웃거나 울거나 하며, 앞뒤가 안 맞는 이야길 하며, 심한 환각 상태를 나타낸다.

마약 중독자는 외모가 졸린 것 같은 멍청함을 나타내고, 눈물 콧물을 흘리고 식욕감퇴로 여위었으며, 몸에 주사 자국이 있다. 약물남용자들의 일반적인 징후와 증상을 보면 다음과 같다. 여기서 반드시 기억해야 할 것은 약물들이 나타내는 반응은 예측할 수가 없다는 것이다.

○ 행동에 있어서 설명할 수 없는 변화가 나타난다.
○ 가벼운 증상으로는 식사를 거르는 등 일상생활에 무관심해지거나 침울해진다.
○ 무의식적인 근육의 떨림과 갈증이 나타난다.
○ 일의 수행이나 집중력에 심각한 영향을 끼친다.
○ 어린 시절의 성격에 따라 흥분 상태나 침울 상태를 나타낼 수 있으며, 또한 어떤 경우에 있어서는 행동이나 인격에 변화를 줄 수도 있다.
○ 학교 또는 직장 출근, 작업의 질, 성적, 작업 생산성, 준법성 등에 갑작스러운 변화를 일으킨다.
○ 비정상적으로 화를 내거나 감정이 폭발한다.
○ 책임 회피의 태도를 보인다.
○ 전체적인 태도에 변화를 가져온다.
○ 외모가 보기 싫게 변한다.
○ 행위와 소유 감정에 있어서 은밀해진다.

○ 동공의 축소나 확대를 감추기 위해, 적절하지 못한 장소나 시간 에도(실내, 또는 밤) 색안경을 쓴다.

○ 주사 자국을 감추기 위해, 소매가 긴 옷을 계속 입고 다닌다.

○ 이미 우리가 알고 있는 약물남용자와 알고 지낸다.

○ 부모나 친구로부터 평소와 다르게 자주 돈을 빌린다.

○ 타인으로부터 주의나 의심을 피하기 위해, 외형이나 생활 태도 를 의식적으로 두드러지지 않게 하려고 한다.

○ 약물을 가지고 오기 위해, 창고, 옷장, 지하실과 같은 이상한 장 소에 이유 없이 자주 드나든다.

○ 개인위생에 무관심하게 된다.

○ 행동에 갑작스러운 변화(취미나 운동에 대한 관심이 저하, 사회 적 활동에 대한 관심 저하, 빈번한 결석, 급작스런 성적 저하)가 생긴다.

○ 변덕스럽거나 또는 우울해진다.

○ 멍청한 상태로 앉아서 허공을 쳐다본다.

○ 옷이나 장식에 대한 관심이 저하(특히 이전에 깔끔하였거나, 관 심이 많았던 젊은이의 경우)된다.

○ 이성에 대한 관심이 적어지거나 아주 없다.

○ 졸린 듯한 태도를 보인다.

○ 사소한 일에도 쓸데없이 자주 웃는다.

○ 담배나 알코올성 음료 또는 그 둘 다의 사용이 증가한다.

# 2 필로폰 남용자의 징후와 증상

○ 적절한 치료용량에서 암페타민을 사용하면 다음과 같은 효과를 얻을 수 있다.

  ● 각성
  ● 피곤함을 느끼지 못함
  ● 불면
  ● 기분 좋은 상태

○ 정신적·육체적 수행능력이 어느 정도 증가된다. 암페타민은 배고픔을 감소시킨다. 그래서 식욕감퇴제로 널리 사용되어 왔다. 그러나 각성과 불면효과를 목적으로 암페타민을 사용하는 경우는 줄어들고 있다. 암페타민은 혈압, 호흡 및 일반적인 신체활동을 증가시킨다. 암페타민 효과에 대한 내성은 높게 나타나며 그 결과 같은 효과를 얻기 위해서는 점차 많은 양을 사용해야만 한다. 암페타민을 과량 경구적으로 사용하였을 때는 부작용을 나타낼 수 있다. 그런데 이러한 부작용은 암페타민을 정맥 투여하였을 때 더욱 흔하게 나타난다. 살 빼는 약으로서의 암페타민 사용은 제한적인 가치를 가지며, 기면증이나 과운동 상태에서도 가끔 사용하고 있지만 암페타민은 의학적으로 거의 작용하지 않는다.

○ 과도한 활동 – 사용자는 자극에 민감하여 상대를 적대시하며, 말이 많아지며, 까다롭고 신경질적이 된다. 그리고 학교에서(수업 중에) 가만히 앉아 있지 못한다.

○ 과량 사용 시에는 동공이 확대된다.

○ 입과 코에서 불쾌한 냄새가 난다. 젊은 남용자들은 자주 입술을 핥으며 코를 문지르거나 긁는다.

○ 줄담배를 피운다(많은 남용자에게서 자주 볼 수 있는 현상).

○ 오랫동안 식사를 하지 않거나 잠을 자지 않는다.

○ 만약 약물을 주사한다면 남용자는 점적(대용) 주사기와 주사바늘을 가지고 있다.

○ 암페타민 남용은 강한 정신적 의존 현상과 현저한 내성을 나타낸다. 그러나 육체적 의존 현상은 덜 강하게 나타난다. 살 빼는 약 및 피곤을 느끼지 못하게 하기 위한 경구용 암페타민 투여는 기분 좋은 상태를 유발하기 때문에 복용자는 계속 이를 유지시키기 위해 점차 복용량을 증가시키고 결국 남용하게 된다. 암페타민 남용은 약물에 대한 강한 정신적 의존성을 낳지만 금단증상은 극심하지 않다.

○ 최근 각성 약물(주로 필로폰 또는 덱세드린)의 반복 정맥투여를 포함한 암페타민 남용형태가 계속 다양화되어 가는 추세에 있다. '스피이드 런'이라고 불리는 이러한 남용형태는 남용자는 물론 남용자 주위의 사람들에게도 상당한 위험을 줄 수 있다. 이러한 남용형태는 며칠 동안 계속해서 반복 주사하게 되는데 주사용량이나 빈도가 점점 증가하게 된다. 하루 총 투여량이 때때로 처음 사용 용량의 100배 이상이 되기도 한다. 처음에 남용자들은 활발하고 말이 많아지며, 열광적이고, 행복감을 느끼며 자신감을 가진다. 그러나 점차 잠을 자지 못하며 거의 아무것도 먹지 못하게 된다. 며칠 후 불쾌한 증상들이 나타나는데 복용량이 증가될수록 불쾌한 증상들은 더욱 증가한다. 불쾌한 증상은 다음과 같다.

● 혼동, 당황

● 혼란

● 작고 의미 없는 행위의 강제적인 반복

● 자극에 대해 민감

- 의심
- 두려움
- 환각 및 망상, 점차로 편집증이 될 수도 있다.
- 공격적이고 반사회적인 행동을 지니게 되어 타인에게 위험을 줄 수도 있다.

보통 일주일 동안 지속되는 이와 같은 약물의 작용은 어느 순간 갑작스럽게 끝이 난다. 끝난 후에 남용자는 지쳐 있게 된다. 때로는 수일 동안 잠을 자고 깨어났을 때는 감정적으로 억눌려 있으며 무기력하다. 그리고 극도로 배고픔을 느낀다. 그런 다음 곧 또 다른 '런' 이 시작되고 이러한 순간이 계속된다. 남용자들에게 도움이 될 수 있는 조치는 상해로부터의 보호나 망상과 환각에 대한 정신적 도움 외에는 거의 없는 실정이다.

○ 코카인 남용자도 암페타민의 빠른 반복 정맥투여에서 나타나는 것과 비슷한 증세를 보인다. 특히 환각이나 편집광적 상태와 같은 정신적 증상이 나타나며 암페타민과 같이 반복 정맥투여로 사용한다. 또 다른 코카인 남용방법으로는 헤로인과 함께 사용한다. 이때 코카인은 상승감을 주고 헤로인은 억제감을 준다. 코카인 남용은 강한 정신적 의존성을 나타내지만 육체적 의존성은 보다 약하다.

# 3 진 단

○ 행동진단

- 각성
- 기민
- 수다스러움
- 비정상적인 흥분(활기)
- 나서기를 좋아한다.
- 활동성이 증가한다.
- 성급해지고 불안해한다.
- 공격적이고 선동적이다.
- 환각과 편집적인 경향을 나타내기도 한다.
- 약효가 떨어지면 심한 우울증을 나타내며 자살충동을 일으킬 수 도 있다.

○ 신체적 진단

- 진전
- 갈증
- 구취
- 빈맥, 고혈압(만성적 남용자들에게서는 나타나지 않을 수도 있다)
- 땀 분비
- 바늘 자국
- 동공산대
- 발열
- 부정맥

- 심계항진
- 경련
- 혼수
- 순환계 허탈

## 4 응급 처치

○ 다치지 않게끔 희생자들을 보호한다.
○ 기도를 열어주고 필요하다면 인공호흡을 실시한다.
○ 체온을 유지시킨다.
○ 희생자들의 망상과 환각에 대한 정신과적인 도움을 준다.

## 5 치 료

○ 격리시키고 조용한 환경을 만들어 준다.
○ 몇 주일이 될 수도 있지만 보통 3~6일 동안의 회복기간 동안에 자살충동을 일으키지 않도록 보호한다.
○ 암페타민의 장기간 사용은 대부분 암페타민의 효과가 내성형성으로 감소되므로 중추신경계의 흥분을 위해서는 용량을 증가시켜야

만 한다. 암페타민 과량 사용으로 인한 사망현상은 드물다. 사망할 경우는 복용자들이 과도한 흥분으로 인한 경련과 혼수 때문이거나 혈압의 과도한 증가로 인한 뇌출혈 때문이다. 만성 사용으로 인한 독성은 즉각적인 의학적 위험성은 없지만 편집증적이고 정신병적인 행동의 형태를 가져온다.

# 6 청소년들의 약물남용 원인과
   부모의 대처방안

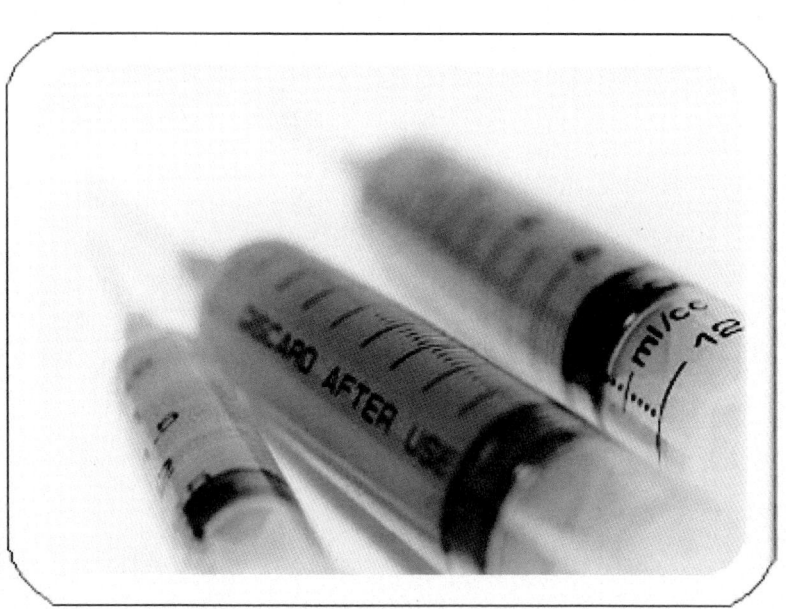

## ◇ 왜 청소년들이 약물을 남용할까?

왜 약물을 남용하느냐는 물음에 대해 청소년들은 통상 일련의 사건들을 그 이유로 드는데 그 사건들은 청소년들의 인성(personality)과 가정환경 및 사회환경 속의 여러 요인들에 의해 형성된다. 이런 요인들이 작용하여 그들은 점차 약물과 가까워지기도 하고 멀어지기도 한다. 얼마나 많은 변수들이 이런 과정에 영향을 주게 되는지를 알아보는 일은 중요하다. 예를 들어 어떤 청소년들은 정서적으로 불안정하고 따라서 약물남용의 가능성이 남보다 더 높으리라 여겨지는데도 약물 사용 문제를 일으키는 일이 결코 없을 수 있다. 이것은 아마도 그들이 운이 좋아서 그들의 특수한 공동체나 동료 집단(peer group) 내에서 약물 사용의 압력을 심하게 받지 않는 것에 불과하기 때문일지도 모른다. 또 어떤 청소년들은 전혀 반항적이거나 정서 불안이 아닌데도 삶의 어려운 시기에 처하면 약물 사용의 구렁텅이에 빠져버리는 수가 있다. 복합적인 이들 압력들은 그들이 이겨내기엔 너무도 벅찰 것이다. 물론 압력에 버티는 힘은 개인에 따라 다르다. 그러나 심한 압박을 받으면 거의 누구든지 약물을 사용하고 싶은 심정이 될 것이다.

흔히 간과되는 사실이 또 하나 있다. 청소년들은 약물 사용이 그들에게 가능한 최선의 방책이라 여기기 때문에 약물을 사용하기로 결정한다. 실은 무슨 짓을 하고 있는지도 모를 나이에 청소년들은 무책임한 어른들 때문에 약물을 접하게 된다는 것이 맞는 말이다. 그러나 대부분의 청소년에게는 하나의 결정이 이루어지는 순간이 있다. 압박을 받으면서 이루어지는 때도 있고, 잘 알지도 못하면서 이루어지는 때도 있지만 그래도 그것은 하나의 결정이다. 심리적 또는 육체적으로 약물에 의존하지 않으면 안 될 지경에 이르렀을 때에만 아이들의 결정하는 힘이 약해지는 것이다.

사회적, 가정적 '악영향'은 물론 청소년들 자신의 잘못된 결정들 또한 약물남용 문제의 핵심이 된다. 부모들은 그들의 아이들이 접할 가능성이 있는 해로운 잠재적 영향들을 언제나 경계해야 하지만 약물 문제를 오로지 환경 탓으로만 돌려서는 안 된다. 어린이들이 단지 외부 영향의 수동적인 희생자이기만 한 것은 아니다. 그들이 또 가정문제나 사회문제를 그대로 반영하는 거울이기만 한 것도 아니다. 우리는 그들이 자신들의 인생 경로를 선택하는 데 능동적 책임을 져야 한다는 점을 인식하도록 도와주어야 한다.


◇ **약물남용의 원인들은 무엇인가?**


약물남용의 동기가 되는 요인들은 복잡하고도 다양하다. 습관적으로 약물을 사용하는 청소년에게는 그에 대한 이유들이 거의 언제나 한 가지 이상이다. 약물 사용의 이유들과 약물의 선택과 약물에 대한 생리적, 심리적 반응에 있어서 아이들은 서로 차이점을 보여준다.

특수한 어떤 인성 유형이 약물남용과 관련이 있는지는 조사 연구들을 통해 밝혀진 바 없다. 그리고 사회환경이나 가정환경 안에서도 어떤 유형의 원인들이 따로 있다고 밝혀진 것은 아니다. 이런 점들은 약물 문제가 보통의 분석으로는 해결하기 어려우리만치 복잡한 문제라는 것을 의미할 수 있을 것이다.


## ◇ 약물남용은 부모에 대한 반역인가?

어떤 청소년들은 여러 해에 걸쳐 무의식적으로 부모의 권위에 대하여 또는 더 나아가서 모든 유형의 권위에 대하여, 강한 반항심을 갖게 된다. 그들은 자기들의 독립성을 주장하기 위해 금지된 것이면 무엇이나 해야 한다고 느낀다. 그들은 보통 자기들의 능력을 적당히 시험해 볼 기회가 충분히 없었던 청소년들이라 할 수 있다.

어떤 청소년들에게는 약물 사용이 공격의 한 형태, 즉 관심을 끄는 한 가지 방법이 된다. 다른 '반항적인' 청소년들은 사실 부모의 권위가 아니라 자기들의 경험하는 바에 대한 부모의 무관심에 대하여 반항하고 있는 것이다.

약물 사용을 하고 싶은 마음이 드는 이유를 설명할 때, 어떤 청소년들은 '아름다운 경험(beautiful experience)'을 하고 싶은 욕구를 언급한다. 의미심장하게도 그들은 또 약물의 대체물들을 요구하기도 하는 것 같다. '이와 같은 걸 달리 어떻게 구할 수 있단 말입니까?' '어디서 구하죠?' 부모들은 이런 질문들을 실감 있게 받아들여야 한다. 이 질문들은 도움을 얻으려는 진정한 간청이지 반항의 표현에 불과한 것은 아니다.

자기들의 삶에 의미와 목적을 부여해 줄 만한 것들이 없다는 것도 약물남용 이유 중 하나라고 청소년들은 말한다. '권태'로워서 약물을 사용하는 사람들은 사실 흥미롭게 몰두할 만한 활동이 없기 때문에 우울하고 처량하다고 말하고 있는 것이다. 긴장을 줄이기 위해 약물이 필요하다고 말하는 사람들은 자기들의 문제가 너무도 엄청나서 달리 어떻게 처리할 수 없다고 진술한다. '기분 좋은(high)' 상태를 느끼기 위해서 약물이 필요하다고 할 때, 이 말은 약물 없이는 인생이 즐겁다고 느낄 만한 기회가 너무 없다는 것을 의미한다.

## ◇ 약물남용은 긴장이나 권태 때문인가?

다수의 청소년들은 어른들과 같은 이유들로 하여 약물을 남용한다. 그들은 권태로워서 기분을 새롭게 할 필요를 느낀다. 그들은 긴장하고 있거나 신경과민이라서 자기들을 차분하게 하기 위해 무엇인가를 필요로 한다. 소수의 어린이들은 낮은 등급의 만성적인 우울증 상태에서 자기들을 '행복하게' 만들기 위해 약물에 의존하게 되는 것 같다.

## ◇ 빈곤과 약물남용의 관계

약물남용과 약물 의존이 가난과 연결되어 있었을 시대에는 약물과 결핍(빈곤)을 관련시켜 생각하기 쉬웠다. 이제는 약물을 사용하는 대다수의 아이들이 부유한 가정의 아이들이라서 약물남용과 결핍이라는 개념을 관련시키는 것은 불합리한 것 같다. 그렇지만 우리는 결핍의 의미를 다시 한번 생각해 보아야 할지도 모른다. '무엇이든지 가지고 있는' 우리의 아이들 중 다수가 실상은 건강한 성장과 발전에 필요한 많은 것을 결여하고 있는지도 모르는 것이다.

## ◇ 약물남용과 관련된 기본적 가치관은 무엇인가?

약물남용의 이유들로 무엇을 들든지 청소년들은 부모들과 다른 어른들의 지도를 받고 싶다는 점을 반드시 언급한다. 그들은 자신과 약물에 관해 의문들을 가지고 있고, 자기들이 살고 있는 세계에 관해서도 의문을 가지고 있다. 이런 의문들은 아이들의 관심사들을 존중해 주는 어른들, 그리고 그런 문제에 관해 분별 있는 견해를 가지고 있고 약물에 관한 지식도 가지고 있는 어른들이 함께 협력하여 해결되어야 한다.

"약물을 지나치게 사용하면 인생을 망친다"라고 하면서도 만일 어른들이 인생을 망치는 다른 요소들에 대하여는 무관심하다면 아이들은 이런 논의를 믿으려 들지 않을 것이다.


## ◇ 어른들의 책임은 무엇인가?

성숙된 사람들일수록 자신의 아이들뿐만 아니라 모든 아이들에 대하여 관심을 가진다. 이런 폭넓은 관심을 자기 부모들이 가지고 있다고 믿지 못하면 아이들은 부모의 걱정이 모든 사람들의 삶에 대한 존중심에서 나온다기보다는 오히려 소유욕과 자만심에서 나온 것이라 결론지을 것이다.

종종 부모들의 영향력이 감소되고 있다고 말해지지만 최근의 연구들은 부모들이 여전히 아이들의 삶에서 결정적인 작용을 하고 있다는 점을 명백히 시사하고 있다. 부모들이 끼친 영향은 어린시절 초기에만 국한되는 것이 아니며, 그것은 청소년기를 통해 성년기에 이르기까지 계속된다. 따라서 어른들 스스로 자신들의 역할이 아이들을 부양하고 충고하는 데(교육하는 것이 아니라) 있다고 인정하고 받아들인다면, 그에 비례하여 영향력은 더욱 커질 것이다.

아이들은 모두 자기들의 인간적 잠재력을 개발할 기회를 필요로 한다. 아이들에게도 사회에 생산적으로 참여할 기회가 주어져야 할 것이다.


### ◇ 왜 아이들과 부모들 사이에 의사소통의 간격이 존재할까, 그리고 이것은 아이들의 약물 문제와 어떤 관련이 있을까?

부모들과 그들의 아이들은 대개 같은 빈도를 가지고 얘기하지 않는 경우도 많다. 그래서 오해들, 즉 가정적인 문제나 주제에 관한 반대편의 견해들에 대한 이해의 결여 때문에 가정이라는 안식처에 점점 틈새가 벌어지고 상처들이 생겨난다. 우리 사회에 존재하는 이원적 기준은 여러 가지 문제들을 일으킨다. 예를 들어 학생들은 어른들 사이에 널리 허용되고 있는 알코올을 언급하면서도 규칙들과 법규들에 관한 어떤 설명이 주어지지 않으면 약물, 특히 마리화나를 알코올과 완전히 다른 맥락에서 취급하는 데 어려움을 느낀다고 한다. 한 면담에서 한 십대 아이는 다음과 같이 적절하게 이 점에 관해 말한다.: "사람들은 사용하면 왜 안 되는지 우리에게 말해주지 않아요, 그저 사용하면 안 된다고만 해요"

부모와 선생님은 약물에 관한 지식을 습득하여 아이들로 하여금 약물 거부의 의미를 갖게 함은 물론 약물남용에 적극적으로 대처할 수 있도록 자신감을 주어야 한다.

## ◇ 특히 우리의 젊은이들 사이에서 늘어나고 있는 약물남용을 막으려면 어떻게 해야 하나?

약물남용을 막는 데는 복잡한 문제들이 많이 따르는데, 그중 몇 가지는 구분하여 연구되었지만 다른 것들은 그렇지 못하다. 이 때문에 우리가 문제들을 해결하는 데 큰 진척을 보지 못하고 있는지도 모른다. 약물남용을 막기 위해서는 우선 아래의 권고에 귀를 기울여야 할 것이다.

- 기본적 약물교육은 학교에서 시작되는데 그것은 약물의 올바른 사용과 의학상의 목적에 관한 것이다. 이런 약물교육을 모든 강좌에 편성해 넣을 것.
- 약물남용의 잠재적 위험들에 관하여 사실적이고 비감정적이고 비명령적인 방법을 사용해서 교육할 것.
- 우리 사회에서 아이들로 하여금 약물을 사용하도록 자극하는 측면들을 바로잡기 위하여 노력할 것.
- 약물에 관한 현재의 법률들을 엄격히 시행하고 이 법률들의 타당성과 현실성을 연구, 검토할 것. 만약 개정할 필요가 있다면 현재의 법률들을 공개적으로 무시하는 어리석은 짓은 저지르지 말고 적법한 절차에 따라 개정할 것. 이것은 마리화나 사용의 경우 특히 유념해야 한다. 마리화나에 대한 우리의 법률들이 너무 엄격하다고 말하는 사람들이 있다. 아마 그럴지도 모른다. 그러나 아이들이 법을 조롱하면서 공공연히 위반하도록 하게 해서는 안 된다. 이런 문제는 약물의 영향을 연구하는 수많은 학자들 및 전문가들과 협력하여 입법가들이 결정해야 한다. 이렇게 하는 것이 우리나라의 토대를 이루고 있는 민주적인 생활방식인 것이다.
- 국제적인 약물거래를 광범위하게 색출하고 그러한 거래를 폐지

하기 위한 노력을 전개할 것.

- 약물에 중독된 사람들을 위한, 병원이나 감호소를 이용한 보호 (institutional care), 중간 치료(half—way treatment) 그리고 사후 관리 계획(after—care programs)을 철저하고 완벽하게 강구할 것.
- 일반 대중은 올바른 약물 사용의 중요성을 인식하여 약물남용이 허용되는 사회를 만들지 않도록 할 것.


## ◇ 의사소통은 어떤 작용을 할까?

아이들을 호되게 꾸짖고 경고하면서 약물남용을 못 하게 하려 해도 별 효과는 없을 것이다. 그보다는 아이들이 접촉할 수도 있을 다양한 종류의 치명적 위험들에 관하여 차분하게 알려주는 것이 아이들에겐 더욱 필요하다.

아주 어린 아이들조차도 겁줘서 못 하게 하려는 수법쯤은 간파할 수 있다. 과장은 조만간 탄로 나게 마련이며 상호 신뢰와 의사소통을 와해시켜 버리기 쉬운 것이다.

아이들에게 중요한 모든 문제들에 관하여 그들과 부모들이 터놓고 솔직하게 계속적으로 의견을 교환하는 것이 진정 필요한 것이다. 이런 의견 교환이 수시로 이루어지는 과정에서는 약물을 남용하게끔 하는 개인적, 사회적인 문제들에 관하여 아이들과 어른들이 서로 존중하며 사려 깊게 이야기할 수 있는 기회가 많을 것이다.

## ◇ 동료 압력이란 무엇인가?

아이들은 거의 모두 다른 사람들이 자신들을 받아들여 주기 바란다. 가족 내의 소속으로부터 동료들로 이루어진 보다 넓은 세계에 대한 소속으로 옮겨가는 경험은 개인적, 사회적 성장에 대단히 중요하다. 어느 세대의 젊은이들이건 그 나름의 방식으로 이런 일을 성취하려고 노력해왔다. 이 과정에서 몇몇 아이들은, 그들의 동료들이 받아들여 줌으로써 느낄 수 있는 안정감이나 소속감(sense of identity)을 보다 강하게 바라는 것 같다.

어느 공동체에나 금지된 짓을 해보고 다른 동료들도 그렇게 하도록 부추기는 아이들이 남자건 여자건 적어도 한 명쯤은 있는 법이다. 그 행동은 사기나 절도일 수도 있고, 성행위일 수도 있으며, 또는 약물일 수도 있다.

대다수 아이들의 경우 약물 사용을 시험해 보는 가장 절실한 이유 중 한 가지는 이미 약물을 남용하고 있는 집단에 소속되고자 하는 욕구이다. 이런 욕구가 강한 호기심이나 약물 효과에 대한 무지, 또는 모험심과 짝을 이루어 약물남용을 초래할 수도 있다.

압력은 집단에서뿐만 아니라 한 특별한 친구에게서 오는 경우도 가끔 있다. 남자 친구를 사귀는 것이 사회적으로 절실한 필수 요소라고 믿어 버리게 된 여자아이들은 특히 허점이 많다. 그들은 사회적 위신을 부여하는 교제관계를 계속 유지하기 위하여 약물을 사용하거나 아니면 적어도 시험해 볼 것이다.

## ◇ 약물문화란 무엇인가?

오늘날 마구잡이로 만연되고 있는 도발적인 전문용어들은 자주 명석한 사고를 방해하곤 한다. '약물문화(drug culture)'라는 말도 그런 용어들 중의 한 가지이다. 이 말은 '약물남용자들이 어떻게 살아가는지'라는 뜻으로 서술되었으나 이제는 어쩐 일인지 약물남용에 관한 설명을 의미하게 되었다. '약물문화'와 같은 잘못된 개념을 일반 대중이 받아들이게 됨으로써 약물남용은 어느 사이엔가 고상한 것이 되고 말았다. 이 말 때문에 약물을 남용하게 된 아이들도 더러 있다. 그들은 이 '새로운 문화'에 즉각 동참함으로써 주체성을 정립하려고 약물을 사용하는 것이다. 이런 식으로 해서 어떤 추세를 보도하면 실제로 그런 추세를 가속화시킬 수 있다.


## ◇ 청년문화란 무엇인가?

'청소년문화(youth culture)' 역시 쟁점을 애매하게 만드는 용어이다. 대부분의 아이들은 전체적으로 고립된 '청소년문화' 내에서 생활하고 있지 않다. 다만 몇몇 아이들이 그들의 독특한 생활방식을 가지고 있을 뿐이다. 모든 아이들이 그들의 부모들과는 다른 활동과 경험을 하는 경우도 있다. 25세 이하의 젊은이들이 전체 인구에서 차지하는 비율이 엄청나게 증가되어서 그들이 쉽게 눈에 뜨이기 때문에 그러한 차이점은 확대되는 것이다. 매스미디어 또한 우리들로 하여금 끊임없이 그런 독특성을 인식하게 만든다. 그러나 아이들이 살고 있는 문화나 우리들이 살고 있는 문화나 동일한 것이다. 아이들은 흔히 그에 대해 다르게 반응한다. 어떤 경우 그들은 지각 있게 반응하기도 한다. 그러나 근본적으로 그들은 단지 시대가 다른 정도로만 그들 이전의 세대들과 다를 뿐이다.

◇ **세대차란 있는가?**

요사이 '세대차(generation gap)'를 강조하기 때문에 부모들과 아이들 사이의 관계가 왜곡되는 경향이 있다. 상호간에 이해가 잘 안될 때마다―이런 일은 심지어 가장 친밀한 부모 자식 간에도 있는 법이다―우리는 소위 그 세대차라는 것을 탓하고 싶어지는 것이다.

그런 세대차는 사실 우리가 생각하고 있는 것처럼 그렇게 넓은 것일까? 아이들이 그들의 부모와 다르기보다는 오히려 더 비슷하다는 점을 보여주는 증거는 상당히 많다. 각 세대들 사이의 격차는 과거에나 현재에나 어느 정도 필연적이었던바, 그것은 시간적으로나 경험상으로나 세대와 세대를 분할하는 이십여 년이라는 세월의 불가피한 결과인 것이다. 젊은이들은 동시대 문제들에 대한 기성세대의 사고방식의 타당성을 언제나 문제 삼으려 들 것이다. 어른들은 자기들의 생각이 정말 옳다는 것을 증명해 보이기 위해 언제나 노력하게 마련이다.

◇ **부모들이 하는 역할은 무엇인가?**

아이들은 부모들의 언행을 본받는다. 부모의 행동에서 그들은 부모들이 문제들을 처리하거나 회피해 버리는 것을 본다. 부모들이 일상생활의 긴장들을 다루어가는 특색 있는 방식들은 약물 사용에 관한 교육에 있어서 중심적인 역할을 한다.

만일 부모가 도전을 회피하기보다는 오히려 그에 맞서 싸운다면 아이들도 그렇게 하기 쉽다. 그렇다고 해서 언제나 '냉철하고 차분하며 침착하게만' 하라는 것은 아니다. 좋은 기분은 물론 나쁜 기분도, 행복은 물론 슬픔도 포용하는 광범위한 느낌들과 기분들을 적절하게 느끼고 표현할 수 있는 능력이 요구됨을 의미하는 것이다. 아이들이 상처를 받는 것은 이러한 여러 가지 인간 감정들에 대한 노정 때문이 아니다. 오히려 그들은 그로 인해 풍요로워지는 것이다. 그런 과정을 통해서 아이들은 인생이 만족은 물론 좌절도, 즐거움은 물론 슬픔도 수반한다는 것을 배운다. 그것들은 인생을 살아감에 있어 밀물과 썰물처럼 높을 때(좋을 때)도 있고 낮을 때(나쁠 때)도 있음을 경험하도록 해준다.


◇ **약물교육은 언제 시작되는가?**


아이가 아장아장 걸음마하게 되어, 가정의약품들은 물론 암모니아수, 살충제, 그릇 세척제 등과 같은 집안에서 사용되는 위험한 약제들을 멋모르고 함부로 만지게 될 때부터 약물교육은 시작된다. 칼, 성냥, 뜨거운 난로, 끓는 주전자 등에 관하여 부모가 아이들에게 해주는 초기의 경고들과 마찬가지로 약물의 위험들에 관한 경고들도 아이가 그의 안전과 생존을 보장하기 위하여 받게 되는 교육 전체의 일상적인 한 부분이다. 우리는 우연히 아이의 수중에 들어가게 된 아스피린 병을, 아이의 마음을 끄는 손톱 다듬기 칼을 빼앗을 때처럼 재빨리 그리고 단호하게, 아주 똑같은 설명을 하면서 빼앗는다. 그런 것들은 장난감이 아니다. 그것들은 사용법을 알 만한 어른들도 올바르게 사용하지 않으면 위험하다고 설명해야 한다.

아이들은 나이가 들어감에 따라 약물이 때때로 필요함을 알게 된다. 아이들은 여러 가지의 소아질환들로부터 보호받기 위하여 병원에 가서 주사를 맞게 되는 것이다. 또 편도선이나 귀앓이 등의 질병을 치료하기 위해 항생제를 복용하기도 한다. 그들은 또 약물이 아픔과 통증을 치료하기 위해서만 사용되는 것이 아니라 정말 필요할 때를 대비하여 보관되기도 한다는 것을 알게 된다.

## ◇ 부모는 언제부터 간섭해야 하는가?

아이가 한번 약물을 시험해 보았다고 해서 '볼 장 다 본(doomed)' 아이가 되는 것은 아니다. 변화하는 사건들과 그 자신의 변화하는 요구들 때문에 아이에게도 그 경험이 보다 건전한 자아에 도움이 될 수도 있는 것이다. 이런 일은 흔히 불시에 일어나는 수가 많다. 그러나 그를 돌보아주며 그에게 문제가 있다는 것을 눈치 채는 부모들이 적절한 순간에 그들을 보호하고 선도해주는 것이 더욱 필요하다.

만일 우리가 약물남용을 하나의 과정, 즉 발생하는 데 어느 정도의 시간이 걸리는 일련의 연쇄적인 사건들이라고 본다면, 아이들의 결정을 대신해 줄 수는 없지만 그들의 결정에 영향을 주기 위하여 언제 어떻게 행동해야 할지를 잘 분간할 수 있게 된다.

## ◇ 약물교육은 약물에 대한 저항력을 길러주는가?

약물에 관하여 적절한 교육을 받은 적이 있는 아이들의 경우, 친구들이 약물을 시험해 보라고 압력을 넣어도 쉽사리 굴복하지 않는다. 약물을 시험해 보라는 압력을 받고 있는 아이들과 면담을 해보면, 약물의 잠재적인 위험들에 관한 정확한 지식의 소유가 약물에 대한 유혹을 물리치는 데 자주 도움이 될 수 있다는 점이 드러난다. 그러나 약물의 위험을 과장해서는 안 된다. 아이가 지식의 근거들을 신뢰하여야 하기 때문이다.


## ◇ 어른들이 약물남용의 본보기인가?

단 하나의 요인만을 꼬집어서 아이들의 약물남용의 주요원인이라고 할 수는 분명 없다. 그렇지만 약물 사용이 일상화되어 있는 가정의 몇몇 아이들에게 있어서 약물남용의 유혹이 다른 가정보다 훨씬 다분하다는 점은 명백한 것 같다.

자신들은 술과 각종 약물들을 사용하면서 아이들더러는 마리화나를 피우지 말라고 훈계하는 부모들의 태도가 얼마나 모순된 것인지 아이들은 너무도 잘 알고 있다.

부모뿐만 아니라 아이들의 우상으로 여기는 유명인사들, 약물 문제들을 떠들썩하게 보도하는 대중전달매체, 그리고 텔레비전 광고들 등으로 인해 아이들은 약물남용에 대하여 부지불식중 찬성하는 태도를 지니게 된다.

## ◇ 부모들이 할 수 있는 일은 무엇인가?

어떤 문제를 검토할 때 사용되는 여러 가지 방법들은 도움이 될 수도 있고 오히려 방해가 될 수도 있다. 약물남용 문제를 단지 아이들의 경우, 부모들의 경우, 범죄자들의 경우 또는 사회의 경우 등의 어느 하나로만 국한하여 비난의 대상으로 삼는다면 범인은 잡아도 해결책은 찾아내지 못한다. 아이들로 하여금 약물을 시험해 보지 못하게 하거나 그들의 환경 도처에 널려 있는 오만 가지의 위험들로부터 보호되도록 할 수 있을 만병통치적 비방이 있을 수는 없다. 복잡한 문제를 푸는 첫 번째 단계는 단순한 설명과 간단한 해답을 주는 것보다는 그 문제의 여러 부분들을 하나하나 확인하는 것이다.


## ◇ 무엇이 어려운가?

부모들은 약물에 관하여 합리적인 견해를 지니려고 할 때 하나의 어려움에 봉착하게 되는데, 흔히 아이들이 남용하고 있는 모든 약물들이 마치 효력도 같고 사용 이유도 같고 위험도 같은 것처럼 일괄적으로 취급되는 경우가 흔하기 때문이다. 그래서 부모들은 약물이라는 말만 들어도 당면한 상황에는 부적당할지도 모르는 온갖 반응들을 즉각적으로 보이는 일이 빈번하다. 우리는 약물들을 서로 구별해서 생각해야 하며, 약물들의 효과들과 약물들이 아이들의 마음에 드는 이유들을 고려하면서 약물들 사이의 차이점들을 구분할 줄 알아야 한다.

### ◇ 부모는 아이들과의 관계에 있어서 어떻게 해야 할까?

훌륭한 인간관계란 상호 존중하고 서로 다른 수준의 지식, 경험, 능력을 인정하는 것이다. 진정한 의사소통을 하기 위해서는 부모들이 행동을 통하여 아이들이 명석하게 생각하고 판단할 능력이 있음을 믿는다는 것을 보여주어야 한다. 부모 자신 역시 명석하게 생각하고 판단할 수 있는 능력이 있음을 보여주어야 하는데 이런 능력은 중요한 문제들에는 주의력을 집중하고 그렇지 않은 것들은 지나쳐버리는 것을 뜻한다.


### ◇ 올바른 입장을 취하려면 어떻게 해야 할까?

모든 약물들을 직접 다 경험해 보아야 비로소 약물들에 관한 올바른 견해에 도달하게 된다는 주장은 어불성설이다. 가난, 인종차별, 집단살해 등 세상에는 여러 가지 문제들이 많지만 이들에 대한 경험 없이도 부모는 부모 나름의 입장이나 견해를 가지게 된다. 만일 아이들이 약물 경험이 없는 부모들은 약물에 대하여 말할 자격이 없다고 주장한다면 이는 직접경험을 통해서 아는 것과 지식 사이에 어떤 차이점이 있는가를 설명해 줄 수 있는 절호의 기회로 삼아야 한다.

부모들마다 '올바른 입장'에 대하여 의견이 다를 수 있다. 각 부모들은 그들 나름의 방식대로 자기 아이들과 이야기할 수밖에 없다. 그러나 아이들에게 자기의 현재 입장이 무엇이고 왜 그런지 말해주는 것은 부모의 의무-권리가 아니라-이다. 청소년기에는 특히 이것이 적극적이고 강력한 영향력을 행사할 수 있다. 우리가 설득력 있게 제시할 수 있는 이유들을 토대로 약물 하나하나마다 별개의 입장을 취하면 아이들은 우리를 보다 잘 믿어줄 것이다.


## ◇ 주변에 불법약물을 파는 사람이 살고 있으면 경찰에 신고해야 할까?

물론 신고해야 한다. 그러나 수 주일이 지난 뒤에야 경찰이 조사를 착수할 수 있게 될 것이다. 약물사건들은 조사하는 데 여러 날 여러 주일이 걸리며 또 모든 사건들을 모두 조사할 수 있을 만한 경찰력이 없는 것이 현실이다.


## ◇ 아이들은 약물 밀매꾼을 통해서 처음 약물을 접하게 되는가?

아니다. 보통 남는 약물을 선물로 주는 같은 나이 또래의 아이를 통해서 처음 약물을 접한다.


## ◇ 부모의 불안은 어떻게 하나?

약물 사용에 관한 올바른 대화를 나눌 기회가 주어지기는커녕 도리어 아이들은 마리화나 피우는 아이들이 있다는 사실에 접할 때 부모들을 진정시키고 안심시켜 줘야 하는 처지에 흔히 처하게 된다.

부모들은 그들의 불안감을 시인해야 하지만 그들이 직면하는 문제가 크면 클수록 그들의 불안도 커질 수 있다는 것을 인식해야 한다.

전혀 불안을 느끼지 않거나 전혀 불안하지 않은 척하는 것도 역시 어려운 일이다. 자신을 자제하려고 애쓰면서도 걱정거리를 솔직하게 공개하는 것이 좋은 방법이다. 그렇게 하면 대부분의 아이들은 솔직한 반응을 보이며 그 결과로 참된 의미의 인간관계를 형성할 수 있을 것이다.

## ◇ 지탱력(supporting strengths)을 간과할 것인가?

나이 어린 사람일수록 회복력이 강하다. 아이들은 원기를 회복하고 방향을 바꾸고, 새로운 자세를 취하고, 새로운 관심거리를 찾을 수 있다. 그들에겐 나약함도 있지만 잠재력 또한 대단하다. 부모와 사회가 오로지 나약함에만 관심을 가질 때는 약한 것을 더욱 약하게 만드는 반면 그들이 건강한 것에 관심을 주고 그것을 추구할 때는 나약한 것도 강해질 수 있다. 아이들은 그들이 지니고 있는 건강과 성장에의 잠재력이 개발되기를 기다리고 있다는 증거를 계속 보여주고 있다.

## ◇ 부모의 이미지가 손상되면 어떻게 하나?

아이들의 약물 사용에 관하여 훈계할 때 부모들은 이따금 위선적이라는 비난을 듣곤 한다. 부모들이 남용하고 있는 수면제, 살 빠지는 약, 원기회복제, 진정제, 카페인, 니코틴, 알코올 등은 어떻게 납득시킬 것인가? 약물을 절제하여 사용하는 사람들은 변명할 필요가 없고, 그들은 효과적인 대답을 줄 수 있는 가장 좋은 입장에 있다.

약물에 대하여 심각한 문제들을 경험한 적이 있거나 또는 아직도 그런 문제를 가지고 있는 부모들조차도 그들의 아이들이 필요로 하는 안내와 지도를 해줄 수 있는 자격이 반드시 없는 것만은 아니다. 그런 경우는 보다 어렵기야 하겠지만 불가능한 일은 아니다. 과거에 잘못했다고 해서 자기의 부모를 비난하는 데 재미 붙일 아이들은 거의 없다. 아이들이 흥미를 느끼는 것은 오히려 부모들이 자기들 자신의 약물 사용을 객관적으로 볼 능력이 있음을 보여주는 약물에 대한 솔직한 토론이다. 어느 경우이든지, 아이들이 우리를 의심할까 두려워서 약물에 관하여 논의하기를 회피한다면 아이들은 부모가 '두 손 들었다'고 여길 것이다.

## ◇ 부모는 아이들의 의견을 어떻게 들어야 할까?

부모들은 주로 자기들이 말하는 내용과 방법상의 측면에서 대화를 생각하는 버릇이 있다. 반면 듣기라는 것은 많은 사람들의 경우 비교적 잘 개발되어 있지 않은 대화 기술이다. 어른들은 아이들의 말을 귀담아 듣도록 노력해야 하며, 심지어는 감정까지도 들을 줄 아는 능력을 개발하도록 해야 한다. 아이가 호전적인 것같이 보인다면 그가 확실히 모르기 때문인 경우가 많다. 부모의 가치관을 단호히 거부하는 것처럼 보인다면 이는 흔히 확신을 인정받으려는 지속된 욕구를 감추고 있는 가면이기 쉽다. 부모들이 아이들의 말을 진정으로 들어줄 때에야만 비로소 아이들은 부모의 조력에 대하여 자신감을 가지게 된다.

### ◇ 당신은 당신의 아이들을 알고 있습니까?

아이가 유별난 스트레스를 받고 있는 때를 부모가 알아내는 것이 언제나 쉬운 일은 아니다. 아이가 기분이 안 좋다는 것을 보여 줄 때를 제외하면 그가 특별히 압박을 받고 있다는 사실을 알 길이 없다. 청소년은 원래 기분 언짢은 적이 흔하다고 해서 우리가 그들의 기분을 잊어버려야 한다는 것은 아닐 것이다. 꼬치꼬치 캐는 것을 아이들이 좋아하지 않는다는 것은 당연하다. 그러나 '잘못된 게 뭘까' 또는 '너에게 뭘 해줄까' 하고 진지하게 물을 때에 아이가 싫어할 것 같지는 않다. 이렇게 하여 아이는 금방은 아닐지라도 종국에 가서는 부모들과 감정 및 기분을 공유하게 될 것이다.


### ◇ 당신은 당신 자신을 알고 있습니까?

아이들을 알고 이해하려고 노력하는 일은 그들과 효과적인 관계를 맺는 일의 한 부분에 불과하다. 이 등식의 다른 쪽은 우리 자신을 아는 일이다. 부모들은 약물들에 관한 사실들과 지식들을 가지고 있을 뿐만 아니라 자기 자신의 기분들과 자세들을 알고 있을 때 아이들을 더 잘 도울 수 있다. 이 점은 약물의 경우 너무도 감정적인 요소로 충만되어 있기 때문에 특히 의미심장하다.

약물을 하나의 생활방식으로 삼는 아이들은 기존의 올바른 생활양식을 지탱하고 있는 전통적 가정들에 대하여 반항한다. 우리의 현존 가치체계는 야망과 근면과 성공에 높은 점수를 주고 있다. 다수의 성인들에게는 약물남용은 이 모든 가치들을 부정하는 것이 된다. 아이들과 부모들 사이의 갈등은 흔히 생각보다는 더 크지 않다. 많은 부모들도 우리 사회의 가치들을 문제 삼고 있다. 가치 있는 변화를 수반하는 수단에 대해서도 그들은 종종 서로 의견을 달리한다.

### ◇ 약물남용 문제에 대하여 부모들은 무엇을 할 수 있을까?

많은 아이들이 흥분성 약물과 억제성 약물의 위험성을 인식하고 있다는 것은 그나마 다행한 일이다. '약물에 의한 사망'은 아이들에게 하나의 경고이다. 암페타민과 바르비탈계통 약물은 엘에스디와 다른 환각제들같이 '매혹의 약물'은 아니다. 이들은 마리화나의 경우같이 세련된 분위기를 계속하여 지니지는 못한다. 사실상 '약물중독자들'을 아이들은 다소 경멸의 눈초리로 바라본다.

약물의 위험들에 관하여 적절히 알게 된 뒤에도 아이가 계속 습관적으로 약물을 남용한다면, 이는 분명 즉각적이고도 지속성 있는 치료를 해야 할 만큼 심각한 증세임에 틀림없다.

모든 시민들이 단계적으로 노력하여 광고자들로 하여금 약물을 모든 인간문제를 해결할 만병통치약이라고 선전하지 못하게 해야 할 것이다. 또 제약회사들도 흥분성 약물과 억제성 약물들을 보급함에 있어 보다 책임의식을 갖도록 해야 할 것이다. 또한 오늘날 문제의 약물 암시장이 너무 널리 퍼져 있다는 사실을 주지해야 할 것이다. (본 장은 그린과 레비의 약물남용 참조)

# 7 필로폰 속어

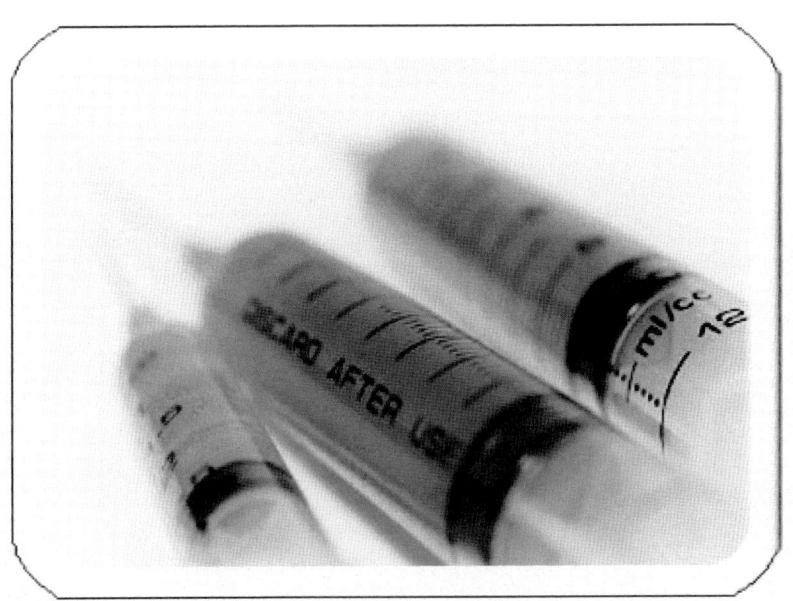

## 한 국

히로뽕, 필로폰, 뽕, 가루, 술, 크리스탈, 물건, 백색의 공포, 백색의 황금, 공포의 백색 가루, 악마의 가루(일본에서는 '각성제'로 통칭되고, 필리핀에서는 '샤부', 대만에서는 '아미타민'이라 불린다)

## 미 국

A — amphetamine

Amies — amphetamine

Amp — amphetamine

Amped — out — fatique after using amphetamine

Bam — amphetamine

Beans — amphetamine

Bennie — amphetamine

Benz — amphetamine

Black and white — amphetamine

Black beauties — amphetamine

Black brids — amphetamine

Black bombers — amphetamine

Black molies — amphetamine

Blue boy — amphetamine

Bombido — injectable amphetamine

Bombita — amphetamine

Bottles — amphetamine

Brain ticklers — amphetamine

Brownies — amphetamine

Browns — amphetamine

Bumblebees – amphetamine

Candy – amphetamine

Cartwheels – amphetamine

Chalk – amphetamine;
    methamphetamine

Chicken powder – amphetamine

Chocolate – amphetamine

Christina – amphetamine

Christmas tree – amphetamine

Co – pilot – amphetamine

Coasts to coasts – amphetamine

Crank – amphetamine;
    methamphetamine

Crink – amphetamine

Cris – amphetamine

Crisscross – amphetamine

Cristina – amphetamine

Croak – amphetamine and crack

Cross tops – amphetamine

Crossroads – amphetamine

Crypto – methamphetamine

Crystal – amphetamine;
    methamphetamine

Crystal meth – methamphetamine

Dexies – amphetamine

Diet pills – amphetamine

Disco pellets

Dominoes – amphetamine

Double cross – amphetamine

Eye openers – amphetamine

Fire – methamphetamine and
    crack

Fives – amphetamine

Footballs – amphetamine

Forwards – amphetamine

French blue – amphetamine

Glass – amphetamine

Head drugs – amphetamine

Hearts – amphetamine

Horse heads – amphetamine

Ice – methamphetamine

Inbetweens – amphetamine

Jam – amphetamine

Jam cecil – amphetamine

Jelly baby – amphetamine

Jelly bean – amphetamine

Jolly bean – amphetamine

Jugs – amphetamine

L.A. – long acting amphetamine

Leapers – amphetamine

Lid poppers – amphetamine

Lid proppers – amphetamine

Lightning — amphetamine

Little bomb — amphetamine

Marathons — amphetamine

Max — dissolved gamma hydroxy butyrate in water, mixed with amphetamines

Meth — methamphetamine

Meth head — methamphetamine regular user

Meth monster — one who has a violent reacction to methamphetamine

Minibennie — amphetamine

Nugget — amphetamine

Oranges — amphetamine

Peaches — amphetamine

Pep pills — amphetamine

Pink hearts — amphetamine

Pixies — amphetamine

Powder — amphetamine

Purple — amphetamine

Purple hearts — amphetamine

Quill — methamphetamine

Rhythm — amphetamine

Rippers — amphetamine

Road dope — amphetamine

Robin's egg

Rosa — amphetamine

Roses — amphetamine

Snap — amphetamine

Snot — residue produced form smoking amphetamine

Snow — amphetamine

Snow pallets — amphetamine

Snow seals — amphetamine and cocaine

Sparklers — amphetamine

Speed — amphetamine; methamphetamine

Speed freak — habitual user of methamphetamine

Speedball — amphetamine

Splash — amphetamine

Splivins — amphetamine

Sweets — amphetamine

Thrusters — amphetamine

TR — 6s — amphetamine

Truck drivers — amphetamine

Turkey — amphetamine

Turnabout — amphetamine

Tweek — amphetamine — like substance

Uppers — amphetamine
Uppies — amphetamine
Wake ups — amphetamine
Water — methamphetamine
White Cross — amphetamine;

methamphetamine
White — amphetamine
Whites — amphetamine
Yellow ban — methamphetamine
X — amphetamine

# 8 필로폰 및 관련 약물들의
## 사고 사례 · 관련 기사 · 논쟁

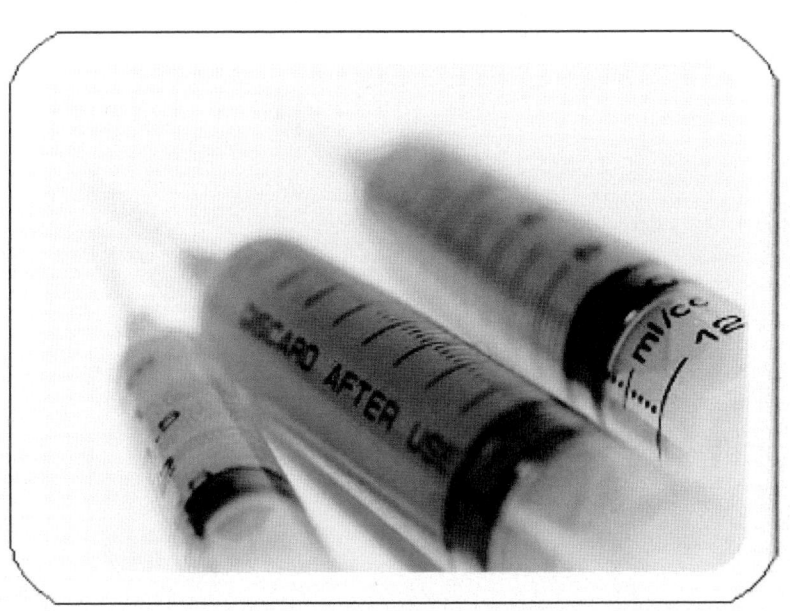

# 1 필로폰 사고 사례

■**사 례 1**  대구 남부 경찰서는 20일 최의준 씨(24. 레스토랑종업원. 대구 남구 봉덕1동)에 대해 성폭력 범죄의 처벌 및 피해자 보호 등에 관한 법률 위반 등 혐의로 구속영장을 신청하고 필로폰 공급책인 30대 남자를 같은 혐의로 수배했다.

경찰에 따르면 최씨 등은 지난 7일 오전 1시쯤 대구시 수성구 두산동 E레스토랑에서 필로폰 주사를 맞은 뒤 아르바이트생 박 모 양(19. K대1)을 각목으로 위협해 필로폰을 강제로 주사, 환각 상태에서 차례로 성폭행한 혐의를 받고 있다.

(세계 일보 1996년 8월 21일)

■**사 례 2**  서울 청량리 경찰서는 27일 필로폰을 투약한 상태에서 흉기를 휘두르며 싸우다 지나는 승용차를 강제로 세워 타고 달아난 허철 씨(34. 무직. 동대문구 전농동)를 향정신성 의약품 관리법 위반 등 혐의로 긴급 구속하고 필로폰을 함께 투약한 김홍주 씨(31)를 수배했다.

경찰에 따르면 허씨는 26일 새벽 4시께 자신의 집에서 친구 김씨와 필로폰 0.05g을 나눠 투약한 뒤 여자문제로 흉기를 휘두르며 싸우다 김씨에게 쫓겨 상오 8시 20분께 동대문구 장안동 군자교 위에서 세피아 승용차(운전자 최금희. 28)를 빼앗아 타고 달아난 혐의다. 허씨는 신고를 받고 출동한 112순찰차의 추격 끝에 붙잡혔다.

(한국 일보 1996년 6월 10일)

■사 례 3   서울의 한 택시기사가 필로폰을 투약, 환각 상태에서 경남 울산까지 차를 몰고 내려와 30여 분간 가정집 3곳에 침입, 인질극 등 난동을 부리다 경찰과 대치 끝에 붙잡혔다.

9일 오전 2시 40분쯤 서울 도봉구 일진운수 소송 택시기사 백성민 씨(29. 서울 강동구 성내3동)가 울산시 중구 연암동 최 모 씨(31. 상업) 집에 침입, 과도로 잠자던 최씨 가족들을 "죽인다"고 위협한 뒤 차 열쇠를 빼앗아 집 앞에 주차돼 있던 최씨 소유의 1t 마이티 트럭을 빼앗아 달아났다.

백씨는 그러나 차가 10m도 못 가 신고를 받고 출동한 경찰차 등에 포위돼 길이 막히자 2시 50분쯤 차를 길가에 버리고 인근 김 모씨(64. 농업) 집 목욕탕 문으로 침입, 백열등을 부수는 등 난동을 부리다 다시 이웃 배 모 씨(33. 상업) 집에 침입했다.

백씨는 배씨 집에서 방문을 부수는 등 행패를 부리고 배씨를 인질로 잡고 10여 분간 경찰과 대치하다 오전 3시 10분쯤 공포탄 3발과 가스총을 쏘며 진입한 경찰에 붙잡혔다. 백씨는 인질극을 벌이던 중 반항하는 배씨의 손목 등을 과도로 그의 전치 3주의 상처를 입히기도 했다.

경찰 조사 결과 백씨는 지난 8일 오후 회사 근무를 마치고 서울 자신의 집에서 필로폰 0.03g을 주사기로 팔에 투약한 뒤 환각 상태에서 자신의 서울1아 2980호 쏘나타 택시를 몰고 경부고속도로로 무작정 울산까지 내려와 최씨 집 앞에 차를 세워둔 뒤 범행을 저지른 것으로 밝혀졌다.

(조선 일보 1996년 6월 10일)

■**사 례 4**  서울지검 강력부(부장 서영제)는 25일 생활정보지에 실린 구인광고를 보고 찾아온 부녀자를 유인해 필로폰을 투약, 동침하면서 나체사진을 찍은 뒤 이를 미끼로 시골다방 등에 팔아넘긴 혐의로 박종직 씨(40. 노동) 등 4명을 구속 기소했다.

박씨는 지난 1월 초 생활정보지에 '종업원 구함. 연령제한 없음'이란 구인광고를 낸 뒤 이를 보고 찾아온 고교 중퇴생 김 모 양(17)을 여관으로 유인, 주스에 필로폰을 몰래 타 먹여 동침한 뒤 나체사진을 찍어 이를 미끼로 김 양을 충남 논산시 D다방에 2백50만 원을 받고 넘긴 혐의를 받고 있다.

(조선 일보 1996년 5월 26일)

■**사 례 5**  속초 경찰서는 30일 김육군(50. 상업. 홍천읍 연봉리) 씨를 마약법 및 도로교통법 위반 등의 혐의로 긴급 구속했다.

경찰에 따르면 김씨는 28일 밤 9시께 고성군 토성면 미시령휴게소 주차장에 세워둔 자신의 그레이스 승합차 안에서 필로폰 원료 분말을 먹은 뒤 환각 상태로 차를 운전, 2차례 교통사고를 내고 달아나다 경찰의 추격을 받자 민가에 들어가 흉기를 휘두르는 등 난동을 부린 혐의다.

김씨는 필로폰 원료를 먹은 후 차 안에서 잠들었다가 29일 새벽에 깨어나 차를 속초 방면으로 운전, 새벽 4시 10분께 양양군 서면 논화리에서 길옆에 주차해 있던 박 모 씨 소유의 강원 4므1443호 쏘나타 승용차를 들이받고 달아났으며 양양 방면으로 계속 운전하다 박씨가 쫓아오자 차를 세운 뒤 박씨가 차에서 내려 다가오는 틈을 이용, 재빨리 박씨 차량을 타고 도주했다.

박씨의 차로 달아나던 김씨는 오전 5시 15분께 양양군 현남면 고아진3리 앞길 배수로에 차량이 전복되자 차를 버리고 도주해 이날 오전 6시 30분께 현남면 광진리 이 모(79) 씨 집에 들어가 임씨와 부인 최 모 씨를 흉기로 위협, 난동을 부리다 추격하던 경찰에 붙잡혔으며 전복된 박씨의 차량은 전소됐다.

검거 당시 김씨는 환각 상태에 있었다. 경찰은 김씨의 혈액을 채취, 국립과학수사연구소에 감정을 의뢰했다.

(강원 일보 1995년 10월 31일)

■**사 례 6** 경찰에 자진 출두해 마약 복용혐의에 대해 조사받고 귀가 조치된 30대 남자가 다시 필로폰을 투약한 뒤 자기 집 3층에서 투신, 중태에 빠졌다.

지난 10일 밤 11시쯤 수원시 장안구 읍장동 402의 25 로얄하이츠빌라 301호에서 집주인 김명호 씨(34. 무직)가 창문을 통해 땅바닥으로 투신, 머리와 가슴 등에 심한 상처를 입고 아주대병원으로 옮겨져 치료를 받고 있으나 중태다.

김씨의 이웃 주민들에 따르면 김씨는 지난 10일 오후 5시 30분쯤 수원 경찰서에 자진 출두, 필로폰 투약사실을 털어 놓고 처벌을 요구했으나 경찰이 그대로 귀가시켰다는 것이다.

(세계 일보 1994년 11월 13일)

■**사 례 7** 22일 오후 7시 40분경 충남 연기군 조치원 읍교리 계룡아파트 2동 605호 베란다에서 살인혐의로 수배받아 오던 장승국(33. 경북 청도군 풍각면 송서리), 박시오 씨(20. 경북 경산시 정평동) 등 황완지 씨(51. 여. 부산 해운대 E레스토랑 주인)를 인질로 붙잡고 23

일 새벽 2시 반까지 인질극을 벌이다 경찰에 붙잡혔다.

(동아 일보 1994년 5월 24일)

**■사 례 8** 서울 송파 경찰서는 필로폰을 집단으로 상습 투약해온 혐의로 지난 4일 구속된 2명 중 1명이 스스로를 하 모(24)라고 주장했으나 지문을 대조한 결과 살인혐의로 수배된 김현승 씨(21. 무직. 서울 양천구 신월동)인 사실을 6일 밝혀내고 김씨에 대해 살인혐의를 추가했다.

김씨는 지난해 11월 10일 서울 서초구 양재동 성우빌딩 앞길에서 귀가하던 박 모 씨(31)를 공범 3명과 함께 마구 때려 숨지게 한 뒤 현금 1백74만 원을 빼앗아 달아난 혐의를 받고 있다. 경찰 조사 결과 김씨는 이종사촌인 하씨 행세를 해온 것으로 밝혀졌다.

(조선 일보 1993년 11월 7일)

**■사 례 9** 서울 경찰청 특수대는 2일 상습적으로 필로폰 주사를 맞고 환각 상태에서 가정집을 턴 김영진 씨(35. 무직. 경기 의왕시 삼동 우성아파트2동)를 향정신성 의약품 관리법 위반 등 혐의로 구속영장을 신청했다.

경찰에 따르면 김씨는 같은 혐의로 구속된 김대유 씨(34)로부터 필로폰을 월 2g씩 구입, 지난해 6월 초부터 지금까지 상습 투약해오다 1월 29일 경기도 고양시 토당동 G빌라 심 모 씨(42) 집에 침입, 장롱 등을 뒤져 1백만 원권 수표 9장, 다이아반지 2개(시가 3백40만 원) 등 모두 1천70만 원 상당의 금품을 훔친 혐의를 받고 있다.

(세계 일보 1992년 3월 3일)

**■사 례10**  8일 밤 10시 30분쯤 서울 중구 저동2 백병원 9층 병실 복도에서 이 병원 906호실에 입원해 있던 김민수 씨(36. 민경신문 당진지국장. 충남당진군 당진읍 채운리)를 문병 온 정성윤 씨(40. 부동산중개업. 서울 강남구 개포동)가 먼저 문병 와 있던 청년 5~6명과 시비를 벌이다 김씨의 고향 후배 박두복 씨(23. 광고대행업)가 휘두른 흉기에 목과 가슴 등을 찔려 숨졌다.

사건 직후 사라졌다 9일 새벽 경찰에 자진 출두한 김씨는 "간병을 해오던 후배 박씨가 숨진 정씨로부터 머리를 얻어맞고 욕설을 듣는 등 무시당한 데 격분, 병실에 있던 흉기로 정씨를 찔렀다"고 말했다.

경찰은 그러나 김씨가 숨진 정씨와 보름 전부터 필로폰 밀매 문제로 다퉈왔다는 주변 인물의 진술에 따라 필로폰 판매를 둘러싼 이권 다툼 끝에 조직폭력배끼리 칼부림을 벌인 것으로 보고 관련자들을 수사 중이다.

(세계 일보 1992년 1월 10일)


**■사 례 11**  서울 송파 경찰서는 19일 필로폰을 주사한 뒤 환각 상태에 빠져 투숙 중인 호텔 3층에서 뛰어내린 안재근 씨(25. 야간업소 연예인. 서울 중구 신당동 405)를 향정신성 의약품 관리법 위반 혐의로 입건 조사 중이다.

안씨는 18일 오전 10시 40분쯤 서울 송파구 방이동 46의 3 아시아 호텔 310호실에서 1회용 주사기로 자신의 팔에 필로폰을 투약한 뒤 괴성을 지르고 양팔을 벌린 채 8m 아래 땅바닥으로 뛰어내려 발목이 부러지는 등 중상을 입었다.

경찰에 붙잡힌 안씨는 "필로폰을 맞은 뒤 하늘을 날 것 같은 기분이 들어 창문 밖으로 뛰어내렸다"고 말했다.

(조선 일보 1991년 8월 20일)

■**사 례 12** 필로폰 투약과 술로 가산까지 탕진하면서 아들이 가족들을 괴롭히자 어머니가 아들을 살해한 후 경찰에 자수했다.

부산 동래 경찰서는 16일 안수효 씨(51. 여. 무직. 부산시 동래구 명륜1동)에 대해 살인혐의로 구속영장을 신청했다.

안씨는 16일 밤 2시쯤 술에 취해 작은 방에서 잠자던 아들 박영균 씨(29)를 흉기로 머리를 때려 숨지게 한 뒤 이날 오후 3시쯤 경찰에 자진 출두, 자수했다.

경찰에서 안씨는 아들이 85년 5월 결혼한 뒤 필로폰을 상습적으로 투약, 중독 상태에 빠져 재산을 탕진하는 등 가족들을 괴롭혀 오다 지난 13일에는 술에 만취돼 동생의 전셋집 보증금까지 빼 달라는 등 행패를 부려 이 같은 범행을 저질렀다고 진술했다.

(세계 일보 1990년 10월 17일)

■**사 례 13** 서울 종암 경찰서는 16일 필로폰 환각 상태에서 대낮 가정집에 침입, 임신부, 여중생 등 부녀자 20여 명을 폭행하고 모두 49차례 강도·강간 등을 일삼아 온 박현용 씨(26. 특수절도 등 전과4범. 서울시 상계106의 2)에 대해 상습특수강도·강간 등의 혐의로 구속영장을 신청했다.

박씨는 지난 3월 30일 오후 4시쯤 서울시 미아5동 손 모 씨(32. 여) 집에 열린 대문을 통해 들어가 TV를 보고 있던 임신 3개월의 손씨와 이웃 주민 강 모 씨(31. 여)의 손발을 스타킹으로 묶고 차례로 폭행한 뒤 안방 장롱 등을 뒤져 금반지 등 1백10여만 원 상당의 금품을 털어 달아났다.

박씨는 범행 당시 "결혼 10년 만에 임신을 했으니 폭행만은 말아달라"고 애원하는 손씨를 "허튼 소리 말라"며 흉기로 위협한 뒤 폭행해 손씨가 그 충격으로 유산되게 했다.

　박씨는 또 같은 달 22일 오후 1시 30분쯤 필로폰을 복용한 환각 상태에서 서울시 길음3동 김 모 씨(41. 회사원) 집에 "예비군 훈련 통지서를 가져왔다"며 문을 열게 한 뒤 집을 보고 있던 맏딸(15. 중3)과 친구(17)를 흉기로 위협, 혁대로 손발을 묶은 뒤 폭행했다.

　김씨의 딸은 충격으로 정신착란증세를 일으켜 지방의 정신요양원에서 치료를 받고 있으며 김씨의 부인도 충격을 받아 병원에 입원 중이다.

　박씨는 1일 낮 12시쯤에도 길음3동 이 모 씨(22. 여) 집에 "동사무소 직원인데 집 건평을 조사하러 왔다"며 들어가 이씨를 폭행한 뒤 현금 5만4천 원과 금목걸이 등 21만 원 상당의 금품을 빼앗는 등 89년 4월부터 서울시 도봉·성북구 일대에서 강도·강간 22차례, 특수절도 22차례, 특수강도 5차례의 범행을 저질러 왔다.

(국민 일보 1990년 10월 16일)

**■사 례 14**　서울 노량진 경찰서는 24일 필로폰을 복용, 환각 상태에서 강남 일대 고급주택가만 골라 금품을 털어온 박강규 씨(28. 전과15범. 서울시 화곡1동 345) 등 3명에 대해 특정범죄가중처벌법 위반(상습특수강도) 및 향정신성 의약품 관리법 위반혐의로 구속영장을 신청했다.

　교도소 복역 중 알게 된 이들은 지난 19일 오전 10시 30분쯤 서울시 청담동 59의18 이 모 씨(67) 집에 담을 넘어 침입, 이씨 부부와 딸 등 3명을 흉기로 위협해 현금 80만 원과 일제 골프채 예금통장 등을 빼앗은 뒤 동료 2명이 가족들을 인질로 잡고 있는 사이 나머지 1명이 청담동 상업은행지점에서 5백만 원을 인출해 달아나는 등 지금까지 20차례에 걸쳐 7천여만 원 상당의 금품을 털었다는 것이다.

(국민 일보 1990년 7월 24일)

■**사 례 15**  필로폰 복용 중 사망한 주부 유선실 씨(32. 서울 동대문구 전농2동 6222의 8) 사건을 수사 중인 서울 청량리 경찰서는 유씨가 남편 정광섭 씨(35. 무직)로부터 매 맞아 숨진 사실을 밝혀내고 정씨에 대해 상해치사혐의로 구속영장을 신청했다.

정씨는 지난 14일 오후 3시쯤 자신의 집 안방에서 부인 유씨가 평소 필로폰을 복용하고 다닌다는 이유로 빗자루로 온몸을 때려 숨지게 한 혐의를 받고 있다.

경찰은 유씨의 온몸에 매 맞은 상처가 많이 있는 점을 들어 남편 정씨를 추궁 끝에 범행을 자백받았다.

정씨는 부인 유씨가 필로폰을 복용하는 것을 말리자 갑자기 발작을 일으켜 사망했다고 경찰에 신고했다.

(조선 일보 1990년 6월 18일)

■**사 례 16**  14일 오후 2시쯤 서울 동대문구 전농2동 622의 8 정광섭 씨(35. 무직) 집 건넌방에서 필로폰 주사를 상습적으로 맞아온 정씨의 부인 유선실 씨(32)가 온몸에 피멍이 든 채 숨져 있는 것을 정씨가 발견했다.

정씨는 "3년 전부터 필로폰을 자주 사용해온 아내에게 새벽 1시쯤 필로폰 주사를 맞지 못하게 하자 혼자 건넌방으로 가 발작을 일으켜 이를 진정시켜 놓은 뒤 오후 2시쯤 가 보니 아내가 숨져 있었다"고 말했다.

경찰은 유씨의 온몸에 피멍이 들어 있고 남편 정씨와 자주 다투어 왔다는 이웃 주민들의 말에 따라 정확한 사인을 규명키 위해 유씨의 사체를 부검키로 했다.

(조선 일보 1990년 6월 16일)

■**사 례 17**  서울 남대문 경찰서는 3일 자신의 범죄를 신고했던 사람을 찾아가 흉기로 찔러 중상을 입힌 양기한 씨(43. 종업원. 서울중구 남대문로 5가 10)를 폭력행위 등 처벌에 관한 법률 위반혐의로 구속영장을 신청했다.

경찰에 따르면 지난달 18일 오전 10시쯤 서울 중구 남대문로 5가 12 김 모 씨(45) 집에 찾아가 "당신이 지난해 경찰에 신고했기 때문에 교도소에서 고생했다"며 그 대가로 2백만 원을 요구하다 김씨가 거절하자 미리 준비한 길이 50㎝가량의 생선회칼 2개로 김씨의 양쪽 허벅지를 찔러 전치 6주의 상처를 입힌 혐의다.

양씨는 지난해 3월 24일 필로폰 복용 혐의로 서울지검에 구속 기소돼 징역 1년을 선고받고 청송 교도소에서 복역한 뒤 지난 3월 말 만기 출소했다.

(세계 일보 1990년 6월 4일)

# 2  관련 기사

■**사 례 1**  서울지검 형사 2부(김진세 부장검사 - 임래현 검사)는 14일 서울 강서구 공항동 53의 41 성일한의원 원장 지일남 씨(49)를 향정신성 의약품 관리법 위반 등 혐의로 구속했다.

검찰에 따르면 지씨는 필로폰이 일시적인 진통효과가 있는 점을 이용, 흔히 보약으로 통하는 십전대보탕 1병에 필로폰 가루 0.02~0.03g씩을 섞어 넣어 신경통 특효약이라고 속여 병당 2천 원씩에 단

골 고객들에게 팔아왔다는 것이다.

검찰은 보통 사람이 필로폰을 1차례에 0.03g씩 10차례 정도 투약하면 중독된다는 점에 비추어 지씨가 만든 십전대보탕을 10병 정도 마시면 중독증세를 일으킬 것으로 추정된다고 말했다.

검찰수사결과 지씨는 지난 1월 의료법 위반으로 구속돼 서울구치소에서 수감 중 알게 된 필로폰사범 양동식 씨(49)로부터 필로폰의 효능과 한약을 조제하는 법을 듣고 지난 2월 출감 후 양씨의 처 강금남 씨(37)를 찾아가 강씨로부터 필로폰 20g을 40만 원에 구입, 이 중 10g을 십전대보탕 5백 병에 나눠 섞어 팔았다는 것이다.

검찰은 지씨가 다른 한약제에도 필로폰을 섞어 팔았을 것으로 보고 계속 수사 중이다.

검찰관계자는 "필로폰이 약효가 지속되는 동안 정신적·신체적으로 각성제 역할을 하기 때문에 일부 술집에서 술에 필로폰을 섞어 팔거나, 병원·한의원에서 약품에 섞어 판매하는 행위가 적지 않다는 첩보에 따라 수사에 착수했다"고 밝히고, 앞으로 특별단속기간을 정해 이 같은 유형의 필로폰사범을 지속적으로 단속할 방침이라고 말했다.

필로폰에 중독되면 피해망상증이 심해지고 성격이 과격해져 살인 등 강력사건을 일으키게 될 위험이 높아지며 심하면 사망에 이르게 된다.

(조선 일보 1988년 12월 15일)


■**사 례 2** 다이어트 약으로 널리 이용되는 식욕억제제 덱스펜플루라민이 치명적인 원발성 폐고혈압을 유발할 위험이 높은 것으로 28일 밝혀졌다.

캐나다 맥길대 루시엔 아벤하임 박사는 미의학전문지「뉴 잉글랜드 저널 오브 메디신」 최신호에 발표한 연구 보고서에서 "덱스펜플루라민, 펜플루라민 등 암페타민 계열의 식욕억제제를 복용한 사람은 그렇지 않은 사람에 비해 원발성 폐고혈압 발생 위험이 6배나 높은 것으로 밝혀졌다"고 말했다. 폐고혈압은 폐에 혈액을 공급하는 동맥에 혈압이 상승하는 흔치 않은 형태의 고혈압으로 심부전을 유발할 수 있으며 특히 젊은 여성에게서 자주 나타나는 것으로 학계에 보고돼 있다.

그는 오래전부터 덱스펜플루라민이 판매된 프랑스, 벨기에, 영국, 네덜란드의 폐고혈압 환자 4백50명을 대상으로 실시한 조사분석 결과 이같이 나타났으며 특히 3개월 이상 복용자의 발병위험은 30배 이상 높은 것으로 나타났다고 밝혔다.

(동아 일보 1996년 8월 30일)

■ **사 례 3**   도쿄(동경)도는 9일 식욕억제제인 펜플루라민을 함유한 9종의 중국산 살 빼는 차(일명 감비차)의 판매를 금지했다.

도쿄도 후생국은 또 중국강서(장시)성에서 이들 차를 수입·판매해 온 도내 6개 업소에 대해 약품법에 규정된 펜플루라민 사용에 필요한 승인절차를 밟지 않았다는 이유로 제품 회수조치를 내렸다. 이번 조치는 당국이 최근 이들 차에서 펜플루라민이 검출된 뒤 한 달 만에 취해졌다.

펜플루라민은 미국과 유럽에서 비만치료 중 식욕억제제로 사용되고 있는데 혈압상승, 불면증 등 부작용을 일으키고 과다복용 시 심신이상을 일으켜 미국에서는 사용규제대상 약품이다.

(한국 일보 1996년 9월 11일)

■ **사 례 4**   서울 경찰청 외사과는 17일 중국거주교포 안재성 씨(49.

중국 심양시)를 향정신성 의약품 관리법 위반 등 혐의로 긴급 구속
했다.

지난 94년 9월 산업시찰 명목으로 위장 입국한 뒤 불법 체류하고
있는 안씨는 중국산 다이어트 약품인 펜플루라민을 동대문시장에서
한 갑에 4천 원에 구입한 뒤 뚱뚱한 여성을 상대로 "한 달에 4kg씩
빼주겠다"며 이를 5만 원에 판매하는 수법으로 모두 1백60여 갑을
판매, 8백여만 원을 받아 챙긴 혐의를 받고 있다.

경찰 조사 결과 전량 밀수되는 펜플루라민은 거식증상을 유발, 다
이어트용으로 이용되지만 하루 6~7정 복용 시 환각 등 정신착란증
세를 일으키는 약품으로 드러났다.

경찰은 지난 6월 20대 주부가 이 약을 다량 복용한 뒤 정신이상
증세로 두 살 된 아들을 살해한 사건이 발생하기도 했다고 밝혔다.

안씨는 또 지난 7월 중순부터 서울 종로구 과화문 M식당, J레스
토랑 등에서 관절염, 중풍환자 등 35명에게 한 대에 5천 원을 받고
침을 놓아주는 등 무면허 의료행위를 한 혐의도 받고 있다.

(세계 일보 1996년 9월 18일)


■**사 례 5**　미식품의약국(FDA)이 다이어트 알약으로서는 23년 만에 처
음 판매허가를 내준 리덕스(Redux)에 대한 관심과 논란이 커지고 있다.

이 약을 복용하면 먹는 것 자체에 흥미를 잃게 돼 불과 몇 주 만
에 20파운드 약 9kg 정도의 살을 뺄 수 있는 것으로 전해지고 있다.

리덕스는 펜플루라민(비만치료용 식욕억제제)이라는 성분을 정제
한 것으로 육체적, 감정적 만족감을 느끼게 하는 세로토닌이라는 신
경전달물질의 생산을 자극, 식욕을 억제한다. 그러나 리덕스는 피로
감이나 설사 혹은 입이 마르는 증상을 넘어 상당히 위험한 부작용도
지적되고 있다. 동물실험에서는 영구적인 뇌손상을 일으켰다.

■ **사 례 6**  암페타민과 같은 흥분제로 체중감량을 위한 식이요법제에 포함돼 있는 에페드린이 일부 사람들에게 생명까지 위협하는 심각한 부작용을 일으킬 수 있다고 미국질병통제 예방센터(CDC)가 15일 밝혔다. CDC는 이날 에페드린이 심장과 신경조직에 심각한 손상을 일으킬 수 있다면서 1993년 12월 이후 텍사스주에서만 에페드린과 관련된 부작용으로 8명이 사망하고 1천2백여 명이 병원에서 치료를 받았다.

이와 관련, CDC 산하 국립환경보건센터의 로잔느 필렌 박사는 에페드린은 일부 사람들에게 사망에 이르기까지 할 수 있는 발작 등과 같은 심장 이상 증상 외에 흉부통증과 불면증, 구토, 피로, 현기증과 같은 부작용을 일으킬 수 있다고 설명했다.

CDC는 많은 사람들이 체중감소용 흥분제로 시판되고 있는 에페드린 함유 제품을 무해한 것으로 잘못 알고 있다면서 이는 이 같은 제품들이 자연산 혹은 식물에서 추출이란 선전에 현혹되어 구입할 수 있기 때문이라고 지적했다.

CDC는 감기약 등에 들어 있는 슈도에페드린은 에페드린보다 훨씬 적은 부작용을 일으키는 것으로 조사됐다고 덧붙였다.

(세계 일보 1996년 8월 18일)

# 3 리탈린 논쟁과 약물남용

(Newsweek 1996. 3. 27.)

리탈린의 화학구조는 비암페타민류로보이지만 실제로는 같은 골격을 갖고 있는 암페타민과 같은 계층의 약물로 중추신경 흥분작용이 있다. 암페타민과 같이 과잉행동장애, 항우울제 등으로 사용된다. 암페타민과 코카인같이 미국의 통제약물 그룹에 속해 있다.

미국 시카고 교외의 중산층 도시 블루밍데일에 있는 위니베이고 초등학교. 오전 11시 45분 정각이 되자 인터컴으로 세 번 버저 소리가 울린다. 그러자 10여 명의 학생들이 '리탈린'이라는 알약을 받으러 마크 왜거너 교장실로 몰려든다. 리탈린은 뇌에 자극을 주어 흥분을 가라앉히는 약품. 이들 학생(다양한 연령에 주로 남학생들)은 '주의력 결핍 및 과잉행동 장애'(Attention‐Deficit / Hyperactivity Disorder, 약칭 ADHD)로 진단받은 아이들이다. ADHD란 두뇌 활동이 억제되지 않고 정신집중을 할 수 없게 되는 복잡한 신경학적 장애를 말한다. 양호 교사는 학생들의 입 안에 리탈린을 넣어주며 제대로 삼켰는지 확인한다. 점심시간 전에 매일 치러지는 의식이다.

90년대의 수수께끼인 리탈린 열풍은 의사와 부모, 때론 어린이들을 혼란스럽게 만든다. 이 약품은 그것을 정말로 필요로 하는 사람들에겐 신이 내린 선물이 될 수 있다. 칼럼비아대 의대의 로렌스 그린힐 교수는 "약학적으로 볼 때 리탈린은 정신의학의 엄청난 성공 사례 중 하나"라고 말한다. 현재 리탈린은 존스 홉킨스대 병원에서 메이오 클리닉에 이르는 저명한 의료기관들에서 일상적으로 처방되는 약품으로 어린이들과 점점 더 많은 성인들에게 집중력 강화제로 사용되고 있다.

그러나 의학상 필요하지 않은 사람들에게 리탈린은 아무 소용이 없거나 심지어 부작용을 초래할 수도 있다. 문제는 리탈린 처방의 필요성 여부가 X선 사진·혈액검사·컴퓨터단층촬영(CTS)으로도 판단할 수 없고, 또 ADHD의 진단 자체가 사실상 반은 과학이고 반은 짐작으로 이뤄진다는 것. 게다가 이 약품이 어린이들에게 잠재적인 해악을 끼치지 않을까 염려하는 부모들을 안심시켜 줄 수 있는 장기적이고 믿을 만한 연구도 아직 이뤄진 게 없다. 그래서 일부 비판자들은 리탈린에 대해 매우 부정적이다. 마감시간·사운드바이트·메가바이트 등으로 상징되는 '인내심 없는 문화' 속에서 살도록 강요받고 있는 어린이들의 행동 장애에 대한 응급조치에 불과하다는 것이다. 어린이의 8%가 리탈린 복용자로 알려진 아이오와주 시더 래피즈시에서 소아과 의사로 있는 셰런 콜린스는 "부모나 교사들이 아이들과 마주 앉아 대화를 나누자면 시간이 많이 걸린다. 아이들에게 리탈린을 먹이는 편이 훨씬 빠르다"고 말한다.

이런 논쟁의 와중에 분명한 사실은 미국의 아동 보호 및 치료에 놀라운 혁명이 일어났다는 것이다. ADHD는 미국의 아동 정신 질환 가운데 가장 빈발하는 질병으로 떠올랐다. 전문가들은 미국 전체에서 2백여만 명(3~5%)의 어린이들이 ADHD 증상을 보이는 것으로 믿고 있다. 미 국립정신보건연구소(NIMH)에 따르면 학급당 1명 정도가 ADHD를 보이는 것으로 추정된다. 존스 홉킨스대 의학부의 대니얼 세이퍼 교수는 1990년 이래 리탈린을 복용하는 아동 수가 2.5배 증가한 것으로 보고 있다. 세이퍼에 따르면 오늘날 5~14세 청소년 3천8백만 명 가운데 1백30만 명이 규칙적으로 리탈린을 복용한다. 작년 한 해만 해도 리탈린 판매고는 3억 5천만 달러에 도달했다.

이것은 미국에서나 볼 수 있는 독특한 현상이다. 연방정부 연구에 따르면 미국의 리탈린 복용률은 다른 나라에 비해 최소한 5배나 높다. 또 부촌 지역에선 너무도 흔해 일부 놀이터나 학교에서는 소규모 암시장마저 생겨났다. 비타민 R(리탈린의 별명)은 한 알에 3~15달러에 팔리는데 이것을 가루로 만들어 코에 흡입하면 비교적 강도 높은 도취 상태를 즐길 수도 있다.

리탈린은 메틸페니데이트란 약물의 상표명이다. 전문적으로 말하자면 리탈린은 대뇌 전두엽에서 집중력과 충동을 관장하는 도파민(신경 전달 물질)의 양을 증가시키는 것으로 보인다. 리탈린은 약효가 매우 강한 의약품인 만큼 미 마약단속국(DEA)은 리탈린을 코카인·메타돈·메스 암페타민 등과 함께 '통제 대상 약물군 스케줄 II'로 분류해 놓았다. 그러나 현재 학부모 단체들은 리탈린 처방을 받기 위해 매달 병원에 의무적으로 가야 하는 부담을 덜기 위해 리탈린 규제 완화를 겨냥한 로비 활동을 벌이고 있다. 그러나 DEA는 지난달 국제마약통제위원회에 도움을 요청하면서까지 그런 움직임에 반대하고 있다.

리탈린이 ADHD 치료에 큰 성공을 거두긴 했지만 많은 의사들은 리탈린이 너무 자주 처방된다고 믿고 있다. 미 전역의 정신과 의사들은 자기네 병원에 ADHD 환자로 찾아오는 어린이의 절반은 ADHD 증상과 비슷하나 실제론 리탈린 처방이 필요 없는 학습 장애, 우울증, 또는 불안 증세 등 다른 정신 질환을 앓는 환자들이라고 말한다. 그런 아이들 중 일부는 보통 아이들과 전혀 다를 게 없는 듯이 보인다는 것이다. 플로리다주 세인트피터즈버그의 소아과 의사 브루스 엡스타인은 정상적인 아이들의 부모가 찾아와 아이의 성적 향상을 위해 리탈린 처방을 요구하기도 했다고 말한다. '심지어 약을 주지 않으면 다른 의사를 찾아간다'는 것이다.

그렇게 약을 처방해 줄 의사를 찾는 일은 불행히도 매우 쉽다. 의사 자신들도 진단을 너무 쉽게 내린다는 점을 시인한다. 한 의학 잡지에 실린 최근 통계에 따르면 설문조사에 응한 소아과 의사의 절반은 한 시간 이내에 대충 진찰을 끝내고 ADHD 판정을 내린다. 이렇게 신속한 진단 과정에서 교사와의 상담, 아동의 학업수준 검토, 각종 심리학적 검사 등 진단 과정의 핵심적인 요소들은 모두 생략되고 대부분의 아이들은 단순히 의사의 처방만 받아갈 뿐이다.

더 심각한 문제는 정말로 ADHD를 앓고 있는 대부분의 아이들에게 행동 교정 요법과 학교 당국의 특별 배려가 필요하지만, 설문조사에 응한 대부분의 소아과 의사는 약물 복용 외에는 아무것도 권하지 않고 있다는 것이다. NIMH의 ADHD 연구원 F. 하비에르 카스테야노스는 "많은 의사들이 방만한 태도를 갖고 있다. 그들은 어린이들에게 리탈린을 처방하는 것만으로도 효과적이고 안전한 치료를 다 했다고 생각한다"고 지적한다.

과연 ADHD란 무엇인가? 이 질병은 그 명칭만큼이나 이해하기 어렵다. 한 세기 전에는 그런 증상을 보이는 아이들을 안절부절못하는 아이(fidgety Phils)라고 불렀다. 50년대에는 운동과다(hyperkinetic) 증세라고 불렀다. ADHD라는 명칭 가운데 주의력 결핍 장애(ADD)란 표현은 80년대에 만들어졌고, 과잉행동이란 말은 87년에 덧붙였다(ADHD). 그러나 ADHD란 표현도 꼭 들어맞는 것은 아니다. 워싱턴의 랩 스쿨(유치원부터 고등학교 과정까지 있는 사립학교) 창립자인 샐리 L. 스미스는 "이런 어린이들은 주의를 안 하는 게 아니라 한꺼번에 너무 많은 대상에 너무 많은 주의를 기울이는 것"이라고 말한다.

"ADHD 아동들에게는 시간과 공간 관념이 결핍돼 있다"고 스미스는 말한다. 그런 장애를 가진 남아의 수는 여아의 3배 정도 그들은 영리한 편이지만 열등생이다. 차례를 기다리지 못하며 교사가 질문을 끝내기도 전에 불쑥 대답을 하거나 다리를 흔들어대고 연필로 책상을 두드릴 뿐 아니라 책가방을 잃어버리고 숙제를 하지 않으며 화를 잘 내는 증상을 보인다. 카스테야노스는 "몇 십 년 전에는 그런 아이들은 별종으로 따돌림을 받거나 아예 도외시됐다"라고 말했다. 그러나 지금은 학교에서 그런 아동들에게 특수 교육을 시키고 있다.

ADHD 아동들은 대개 반항적인 행동을 하지만 그것은 결코 의도적인 행동이 아니다. 다만 자제력이 없을 뿐이다. 쌍둥이 앨릭스와 샘의 경우를 보자. 유치원에 입학하자마자 그들은 정상을 벗어나는 난폭한 행동을 보였다. 특히 앨릭스는 급우들과 교사를 때리고 교실에서 이리저리 돌진하고 했다. 어머니 데비 맨스는 "교사들마저 앨릭스가 색맹이고 멍청이이며 나쁜 아이라는 등 온갖 수식어를 다 동원했다"고 말한다.

검사 결과 앨릭스와 샘은 저능아가 아니라 학습 장애 및 ADHD 아동으로 판명됐다. 그들이 교사의 지시를 따르지 않는 이유는 우선 무슨 말인지 알아듣지 못할 뿐더러 주의 집중력도 없기 때문이다. 금년 7세인 앨릭스와 샘은 현재 리탈린을 복용하고 있다. 물론 리탈린만으로 모든 문제를 해결할 수는 없다. 샘과 앨릭스처럼 ADHD는 학습 장애와 같은 다른 문제를 수반하는 경우가 많기 때문이다.

의사들은 ADHD에 대한 치료 방법을 찾았다고 믿지만 장애의 원인을 완전히 파악했다고 생각하지는 않는다. 학계에서는 ADHD가 뇌 손상이나 그릇된 식사 습관, 잘못된 양육의 결과라는 기존 학설을 부인하고 새로운 가설을 제시했다. 캘리포니아 주립대(어바인)의 심리학자 제임스 스완슨은 임신 중 태아의 알코올·납 중독이 원인일지도 모른다는 주장이다. 미네소타주 ADHD 전문의 로렌스 그린버그는 조산아의 25%가 ADHD 환자인 것으로 추정한다. 유전설을 주장하는 학자들도 있다. 매사추세츠 주립대의 러셀 바클리는 ADHD 아동 중 거의 절반이 부모 중 한쪽이 3분의 1 이상은 형제 중 한 명이 마찬가지 장애를 갖고 있는 것으로 추정한다.

좋은 예가 지난 3년 동안 5인 가족 전원이 ADHD 또는 ADD 진단을 받은 미네소타주 로체스터의 슈미트 일가. 먼저 신경과민에다 청각장애로 보였던 스티븐(8)이 ADHD 환자로 판명됐다. 어머니 존(40)은 "똑바로 쳐다보며 말을 해도 스티븐은 항상 '뭐라고요?'라고 반문하곤 했다"고 말한다. 곧이어 대니얼(10), 남편 데니스(37)가 ADHD 진단을 받았다. 존과 딸 매기(5)는 활동 항진 장애는 없고 ADD만 갖고 있는 것으로 나타났다.

ADHD는 부주의, 충동성, 활동 항진이라는 세 가지 뚜렷한 징후를 보인다. 그러나 정상아들도 그런 징후를 보이는 경우가 많다. 그렇다면 의사들은 어떻게 그것이 정상아의 행동인지 장애아의 행동인지를 구별하는 것인가.

우선 가족의 병력을 점검하고 아이의 행동을 관찰하며 인지력 검사와 종합적인 행동 검사를 실시한다. 『주의 산만의 원인』(Driven to Distraction)의 공동저자인 아동정신과 의사 에드워드 핼로웰은 '아침에 일어나면 옷은 어떻게 입는가? 식당에서는 어떻게 행동하는가?' 등을 살펴야 한다고 말한다. 그런 절차를 거친 후에야 비로소 정확한 진단을 내릴 수 있다. 『도전적인 아동』(The Challenging Child)의 저자인 정신과 의사 스탠리 그린스펀은 "투약은 모든 검사를 거친 후에야 가능하다"고 말한다.

특히 활동 항진증 없이 ADD만 가진 아동을 판별하는 것은 한층 더 까다롭다. 바클리는 그의 저서 『ADHD의 치료』(Taking Charge of ADHD)에서 "ADD만 가진 아동들은 무기력한 몽상가와 마찬가지"라고 말한다. 그런 아이들은 일을 마무리 짓지도 못하지만 난리 법석을 떨지도 않는다. 그중 상당수는 여아다. 매사추세츠주 체스넛 힐의 소아과 의사 베시 부시는 "ADD 장애아들을 망나니짓을 하는 새끼

고릴라와 마찬가지로 간주하는 경우가 많지만 실은 그렇지 않다"고 말한다.

과학적으로 두뇌의 결함을 꼬집어 낼 수 있다면 ADHD 진단은 훨씬 더 수월해질 것이다. ADHD 아동의 두뇌는 형태와 기능 면에서 정상아와 약간의 차이를 보인다. 장애아의 두뇌를 단층 촬영하면 전두엽의 주의력·충동 제어 중추에서 에너지 소비가 정상아보다 적은 것을 알 수 있다.

또 다른 검사결과는 뇌의 활동이 정상아에 비해 왕성하지 못하다는 것을 보여준다. NIMH가 최근에 발표한 자료를 보면 자기공명촬영장치(MRI)를 사용해 ADHD 아동의 뇌를 측정하면 전두엽 부분의 크기가 정상아들보다 작은 것을 알 수 있다. 그러나 그런 단편적인 사실들만 가지고는 ADHD의 수수께끼를 완전히 풀 수 없다.

앞에서 언급했듯이 투약은 검사를 바탕으로 정확한 진단을 내린 후에야 가능하다. 가장 일반적인 치료제가 리탈린이다. NIMH의 전문가들은 투약 대상 ADHD 아동의 90%가 리탈린의 효과를 보고 있다고 추정한다. 그러나 리탈린의 약효는 복용한 지 30분 후부터 서너 시간밖에 지속되지 않는다는 결점이 있다. 아동의 경우 일반적으로 학교 공부의 효과를 극대화하기 위해 하루 3번 5~10㎎씩 복용한다. 또 주의 집중의 필요성이 떨어지는 주말이나 몇 달에 한 번씩은 투약을 삼가는 편이 좋다.

대부분의 전문가들은 리탈린이 무해하다고 보고 있다. NIMH의 피터 젠슨 아동장애 연구소장은 "신경자극제는 30년대 말부터 사용되고 있지만 장기적인 피해는 보고된 바 없다"고 말한다. 그러나 아직 단정할 만한 조사 결과는 없다. 미 식품의약국(FDA)은 지난 2월 생쥐를 대상으로 조사한 결과 리탈린이 드문 형태의 간암을 유발할 가능성이 있는 것으로 나타났다고 발표해 그에 대한 의혹을 더했다.

그러나 장기 복용자에게서 큰 이상이 발견되고 있지 않기 때문에 FDA는 아직도 리탈린을 안전하고 효과적이라고 평가하고 있다.

그러나 어린이들이 그 약을 남용할 때는 이야기가 달라진다. 과다 복용하면 중독이 될 수도 있기 때문이다. 그러나 작년 4월 리탈린 과다 복용으로 인한 사망 한 건을 제외하고는 남용자의 수는 거의 무시해도 좋은 수준이다. 과학자들은 파티 참석자들이 즐기는 마약 리스트에 리탈린이 오르기는 어려울 것으로 보고 있다. 리탈린은 불법으로 만들기에는 제조과정이 너무 복잡하다. 코카인처럼 황홀한 기분도 유발하지 않는다. 처방에 따라 그 약을 복용하는 어린이들은 자라면서 복용을 중단하고 싶어 하는 예가 적지 않다. 흔히 때맞춰 약을 복용하는 데 지치고 친구들과 다르다는 데 당혹감을 갖는 것이다.

정량을 복용할 때도 몇 가지 부작용이 발견되고 있다. 어린이들은 특히 약효가 떨어질 때면 수면 부족, 복통, 짜증을 호소하기도 한다. 상당히 드물게 나타나긴 하지만 가장 심각한 문제는 안면 경련이다.

존 화이트(9)는 리탈린으로 인해 극심한 고통을 겪었다. 애초 화이트는 맥주를 즐긴다는 것과 지능이 뛰어나다는 것 외에는 다른 아이들과 다른 점이 전혀 없었다. 그러던 중 1학년 중반쯤 다른 학교로 전학을 가게 됐다. 몇 주도 안 된 새 학교의 담임교사는 화이트가 발언할 순서도 아닌데 끼어들고 학업에 집중하려 하지 않는다고 불평했다. 신경의는 여러 가지 테스트를 실시한 후 화이트가 ADHD와 유사한 증상을 보이고 있다고 진단했다.

화이트는 리탈린을 복용하자마자 곧 식욕을 잃기 시작했다. 잠도 자지 않았다. 한순간 웃음을 터뜨리다가도 금방 눈물을 흘리곤 했다. 이어 안면 경련이 시작됐다. 눈 경련, 입 경련, 성대 경련……. 머리를 쥐어뜯는 습관도 생겨 머리 뒷부분이 허옇게 맨살이 드러나기도 했다. 어머니는 화이트에게 생체 자기 제어 요법을 받게 하고 몇 개월간 집에서 공부하게 했다. 3년이 지난 지금 화이트는 약의 부작용에서 벗어나 정상생활로 돌아왔다. "우리는 화이트를 그저 이상한 습관을 가진 아주 영리한 아이로 여기기로 했다."고 어머니 세라는 말한다.

샐리 스미스는 리탈린에 대해 말할 때 자를 들고는 1인치 지점을 가리키며 "이만큼이 리탈린의 역할"이라고 설명하곤 한다. "리탈린은 아이가 배울 수 있게 만들 뿐이다. 나머지는 아이·부모·교사 모두가 합심해 노력해야 한다." 스미스가 교장으로 있는 워싱턴주의 랩 스쿨은 종종 ADHD와 학습 장애아들을 전문으로 하는 학교다.

그러나 랩 스쿨과 같은 특수학교는 학비가 비싸다. 연간 1만 5천 달러에 달하는 학비를 댈 수 있는 가정은 그리 많지 않다. 전문가들은 많은 아동들이 지나치게 큰 교실에서 엉뚱한 약을 복용하며 시들어가고 있다고 보고 있다. 피터 브리거(7)는 지난 6개월 동안 이 학교 저 학교를 전전하며 여러 가지 약을 복용했다. 리탈린은 효과가 없었다. 사일러트(암페타민과 같은 화학적 골격을 갖고 있다)도 마찬가지였다. 항우울제인 이미프라민은 호흡곤란을 유발하는 듯하지만 아이를 진정시키는 효과는 있는 것 같다. 교사들이 특별한 관심을 쏟지 않는 한 집중력이 떨어지는 것은 여전하다. 피터는 맨해튼 공립학교의 한 교실에서 20여 명의 어린이들과 함께 하루의 절반을 보낸다.

전문가들은 "지금 돈을 아끼다가는 나중에 더 큰 돈이 들 것"이라고 말한다. "조사 결과에 따르면 ADHD 증상을 그냥 놔두면 보통 사람들보다 알코올 중독자나 골초, 마약 중독자가 될 확률이 더 큰 것으로 나타난다."고 NIMH의 카스테야노스는 말한다. 그와 같은 어린이의 3분의 1 이상이 학교를 중퇴한다고 매사추세츠대의 바클리는 말한다. 또 ADHD 증세를 보이는 성인의 10% 정도가 자살을 기도한다고 한다.

결론적으로 이와 같은 논쟁이 시급한 이유는 그 대상이 어린이들이란 점이다. 말하자면 약의 도움을 필요로 하는 많은 어린이들이 무관심 속에서 치료를 받지 못하고 지내는 반면 적절한 보호와 관심을 필요로 하는 어린이들이 대신 약을 복용하고 있지나 않을까 하는 두려움이다. 그러나 밝은 측면도 있다. 과거 같으면 외면당할 어린이들이 수준 높은 치료를 받고 있는 것이다. 물론 그와 같은 긍정적인 측면은 최대한 살리고 앞서 말한 부정적인 측면은 줄여 나가야 할 것이다. 그러기 위해서는 부모·의사·교사가 모두 관심을 갖고 어린이들을 보호해야 한다. 이는 공자님 말씀 같은 얘기지만 약에 대한 지나친 의존 속에 쉽게 망각될 수 있는 진리인 것이다.


## ◇ 주의력 결핍 및 과잉행동

ADHD 환자로 판정하는 데는 아래의 증상 가운데 6개 이상이 심각할 정도로 나타나야 한다.

### (1) 주의력 결핍 장애

- 세부적인 것에 별로 주의를 기울이지 않고 부주의에서 비롯된 실수를 저지른다.
- 정신 집중 시간이 짧다.
- 말을 걸어도 경청하지 않는다.
- 지시 사항을 따르지 않고, 임무를 완수하지 못한다.
- 과업을 조직화하지 못한다.
- 지속적인 정신적 노력을 필요로 하는 일을 회피한다.
- 물건을 잘 잃어버린다.

- 금세 주의가 산만해진다.
- 건망증이 심하다.

## (2) 과잉행동

- 안절부절못하고 자리에 앉아서도 옴죽거린다.
- 학급에서 제자리에 앉아 있어야 할 때에도 자리를 뜬다.
- 부적절한 시간에 지나치게 이리저리 뛰어다니거나 높은 곳에 오른다.
- 조용히 놀지 못한다.
- 모터를 부착한 것처럼 방정맞게 행동한다.

## (3) 충동적 행동

- 질문이 끝나기도 전에 불쑥 대답한다.

## ◇ 약물 치료법

ADHD 치료약에는 여러 종류가 있다.

### (1) 흥분제

- 뇌의 도파민 양을 증가시켜 충동 억제력과 주의 집중 시간을 늘리는 작용제.
- 종류: 리탈린(메틸페니데이트), 덱세드린(덱스트로암페타민), 사일러트(페몰린).
- 부작용: 불면증, 체중 감소, 과민반응, 욕지기, 어지러움, 두통.

(2) 항우울제

- 우울증 치료 외에도 일부 환자에게서는 활동 항진과 공격성 감소 효과도 볼 수 있다.
- 종류: 토프라닐(이미프라민), 노르프라민(데시프라민), 엘라빌(아미트리프틸린).
- 부작용: 어지럼증, 졸음, 과잉 발한, 체중 증가, 피로, 혈압과 심장 박동 변화, 중풍이나 심장 질환 가족이 있으면 복용하지 말 것.


◇ **리탈린 처방 과정**

(1) 1단계: 어른들의 관찰

- 부모: 아이들의 지나친 행동을 가장 먼저 발견하는 사람은 부모일 경우가 많다. 예컨대 아이들이 간단한 지시 사항도 따르지 못하고 자신의 기질을 적절히 통제하지 못하며 활동과잉 증상을 보이는 것 등이다. 부모는 그런 관찰 내용을 교사의 관찰 내용과 비교해 보는 것도 좋다.
- 교사: 학생이 이상할 정도로 가만히 앉아 있지 못하거나 집중하지 못할 경우엔 심리문제 전문가에게 진단을 의뢰하고 학부모로부터 아이의 평소 행태에 관한 자료를 수집해야 한다.

(2) 2단계: 의학적 검사

- 소아과 의사: 아동의 문제가 시력이나 청력 장애, 혹은 알레르기 등 신체적 조건에서 비롯된 것인지를 살펴본다. 그러나 소아과 의사들 중에는 다른 전문의들과 상의하지 않고 독단적으로 처방

을 내리는 경우가 너무 많다.

### (3) 3단계: 전문가의 관찰

- 정신과 의사·신경학자: 문제 아동에게 정신 질환이 있는지 여부와 가정환경을 조사한다. 또 교사·부모 등의 관찰 내용도 참조해 아동이 ADHD 환자인지 아니면 심각한 불만증 내지 우울증 환자인지 여부를 판정한다.
- 발달 문제 전문가: 언어 병리학자나 작업 요법사는 훨씬 더 미세한 원인들을 찾는다. 예컨대 학습 장애나 인지 장애를 갖고 있는 아이들도 주의가 산만하다.

### (4) 4단계: 치료

- 치료 방법으론 행동 교정, 규율 강화, 집중력 강화 훈련 등이 있다. 약품으론 대개 리탈린이 사용된다. 의사들은 증상의 진전 상태를 계속 모니터한다.

# 9 약물남용, 무엇이 문제인가?

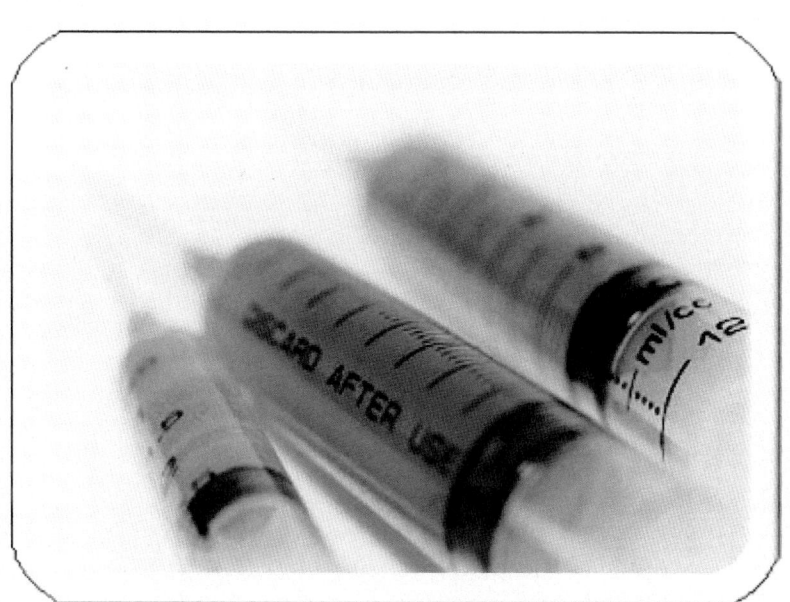

# ❃ 1 ❃ 처음 말

인간이 향정신성 약물(psychotropic agents)을 사용한 역사적 근거는, 기원전 4000년 전에 수메르 사람(Sumerian)들이 이미 아편(opium)을 사용하고 있었다는 데서 찾아볼 수 있다. 하지만 현대의 의미를 갖는 향정신성 약물의 비의학적 사용(non-medical use), 즉 약물남용 현상(drug abuse phenomena)은 1960년대 미국의 사회불안과 사회불만 그리고 정치불안과 정치불만에서 비롯됐다. 처음 미국의 약물남용 문제를 촉발시킨 그룹은 대학생들로, 이어 모든 청소년층으로 번졌으며, 주로 해외 주둔 미국 군인들에 의하여 전 세계로 확산됐다.

# ❃ 2 ❃ 약물남용의 정의

약물남용(drug abuse)은 향정신성 약물(psychotropic agents)의 비의

학적 사용(non-medical use)을 의미한다. 향정신성 약물은 정신(psyche)을 향(tropic)해서 작용하는 약물, 즉 정신에 작용하는 약물을 말하는데, 정신은 뇌(brain)에서 나오고 뇌는 중추신경계로 구성되어 있기 때문에, 향정신성 약물은 곧 중추신경계(CNS: central nervous system)에 작용하는 약물을 의미한다. 그리고 약물의 비의학적 사용은 약물을 의학적 목적과는 상관없이 사용하는 것을 말하는 것으로, 예를 들면 몰핀(morphine)을 통증이 없는데도 도취감(euphoria)을 얻기 위하여 사용하는 경우이다. 남용약물들은 감정(mood)·인식(perception)·행동(behavior)에 변화를 일으킨다. 고로 약물남용의 정의는 감정·인식·행동에 인위적인 변화를 일으키고자 향정신성 약물(마약류), 즉 중추신경계에 작용하는 약물을 비의학적으로(non-medically) 그리고 불법적으로(illegally) 사용하는 것을 말한다.

# 3 약물남용의 역사적 배경

약물남용의 역사적 배경은 종교의식에서 비롯되었지만, 현대적 의미의 약물남용의 역사는 미국에서 비롯되었다. 미국의 1960년대는 한마디로 불안의 시대였다. 당시 민권투쟁과 흑인들의 파워혁명은 대도시 중심가에 폭동과 방화 및 각종 범죄를 증가시켰으며, 케네디 대통령과 킹 목사 같은 국가 지도자들이 암살되기도 했다. 그리고 월남전에 대한 의미(죽음)를 인정할 수 없는 젊은 대학생들의 반전 시위는, 결국 기성권에 반기를 들고 새로운 생활관을 부르짖게 됐다. 그리고 그 같은 시위의 상징물을 약물로 삼았다. 약물남용의 시대가

막을 올린 것이다. 당시 그들은 시위의 첫 번째 상징약물로 마리화나(대마초)를 선택했다.

미국 대학생들의 이 같은 행위는 고등학생 → 중학생 → 초등학생으로 번졌고, 아울러 해외 주둔 미국 군인들에 의하여 전 세계로 번졌다.

물론 주한 미국 군인들이 있는 이상 한국도 예외는 아니다. 그 같은 증거의 하나가 '70년대의 대마초사건이다. 그 당시 필자의 한 조사(1974년)에 의하면, 한국 남자 대학생들의 33%가 대마 흡연 경험이 있었다.

# 4  약물남용, 무엇이 문제인가?

남용약물(중추신경계에 작용하는 약물 또는 향정신성 약물, 그러나 일반적으로는 마약류라고도 한다)은 습관성(habituation)과 중독성(addiction)이 있으며, 금단증상(abstinence syndrome)이 있다.

습관성은 정신적 갈망 즉 정신적 의존(psychological dependence)을 말한다. 다시 말해서 내 정신이 그 약물에 의존되어 있다는 것이다. 대표적인 약물이 담배(니코틴)이다. 담배를 상당 기간 피우다가 중단하면, 흡연자의 생각이 담배로 가득 차 있게 된다. 그래서 흡연자의 정신이 담배에 의존된 상태를 유발한다.

중독성은 육체적 갈망 즉 육체적 의존(physical dependence)을 말한다. 다시 말해서 내 육체가 그 약물에 의존되어 있다는 것이다. 대표적인 약물이 아편(몰핀 등)이다. 아편을 상당 기간 사용하다가 보면, 사용자의 육체가 아편에 의존된 상태를 나타낸다. 그래서 사용을 중단하면 눈물, 콧물, 입물 그리고 오한과 발한이 나고 경련과 혼수상태에도 이르며, 심한 경우에는 사망하게도 된다. 이러한 일련의 신체적 반응(의존)을 금단증상(abstinence syndrome)이라고 하며, 이 상태가 바로 사용자의 육체가 아편에 의존된 상태를 유발한 경우로, 중독성이라고 한다.

이렇듯 남용약물(drug of abuse), 즉 마약류는 습관성과 중독성이 있기 때문에, 약물남용자가 이들 약물을 상당기간 주기적으로 또는 정기적으로 사용하다 보면, 자의적으로 중단하고 싶어도 중단할 수 없는 상태에 이르게 된다. 결국 헤어나기 어려운 약물의 덫에 걸린다. 남용약물의 덫에는 2가지가 있다. 하나는 의학적 덫이오, 다른 하나는 사회학적 덫이다. 다시 말해서 의학적 문제를 일으키고 사회학적인 문제를 일으킨다는 것이다. 의학적인 문제로는 이들 약물을 계속 사용함으로써, 각개의 약물이 갖고 있는 독성과 부작용이 나타나고 과량 사용에 의한 사망, 불결한 주사바늘에 의한 합병증―간염·피부염·심장판막염·폐농양·뇌혈관염·정맥염 등―과 AIDS 감염을 일으킨다. 조사대상 집단에 따라, AIDS환자의 30~90%가 약물남용자라는 것은 이를 잘 뒷받침해준다. 그리고 여성에게서는 태아 약물증후군을 일으켜, 약물중독아나 정신박약아, 신체기형아 등을 낳게 된다. 아울러 사회학적인 문제로는 약물에 취하여 제정신이 아니기 때문에 자동차·비행기·선박·전동차 등의 추돌·충돌·추락사고 등과 자살·인질·살인 등 전혀 예측이 불허한 각종 폭력사고를 유발한다.

아울러 약물을 구입하기 위한 자금마련을 위하여, 절도·강도·마약거래·살인행위 등을 자행하게 되며, 여자의 경우는 매음도 하게 된다. 외국의 조사에 의하면 약물에 중독된 여성의 90% 정도가 매음을 한다고 한다. 결국 약물남용자는 인격의 파탄과 황폐화 현상을 초래한다. 그리고 중독자 치료 성공률이 20% 미만이라는 것과 재범

률이 50~80% 정도에 이른다는 것은, 이들 문제 해결을 더욱 어렵게 만든다.

한 해 미국에서 약물남용으로 인한 연간 경제적·사회적 손실은, 1천9백46억 달러(156조 원)이며, 생산성 손실은 5백억 달러(40조 원)에 달한다. 결국 약물남용은 의학적 문제는 물론 사회적 문제를 일으킴과 동시에 국가를 경제적으로도 어렵게 만든다.

그래서 1971년, 당시 미국의 대통령인 닉슨은 국가 비상사태(national emergency)를 선포하고, "미국의 공적 제1호는 약물남용이다"(America's public enemy No.1 is drug abuse)라고 했다. 닉슨 이후의 모든 대통령들도 같은 차원에서 지금도 변함없이, 사회정책 1순위로 약물남용 문제를 다루고 있다.

그러나 작금의 상황으로 보면, 미국의 공적 1호는 세계의 공적 1호가 됐고, 한국의 공적 1호가 됐다.

약물남용! 무엇이 문제인가?

남용약물은 습관성과 중독성 그리고 금단증상이 있어 비의학적인 목적을 갖고 사용하다 보면, 의학적인 문제와 사회학적인 문제를 일으켜, 결국 개인·가정·사회·국가 그리고 세계를 파멸시킬 수도 있다는 것이다.

## 5 남용약물의 종류

중추신경계에 작용하는 약물은 2가지로 분류된다. 한 부류는 뇌의 기능을 활발하게 하여 중추신경 흥분제(각성제)라 하고, 다른 한 부류는 뇌의 기능을 억제하여 중추신경 억제제라고 한다.

중추신경 흥분제(central nervous system stimulants)에 속하는 약물로는 카페인(커피) · 니코틴(담배) · 암페타민(필로폰 등) · 코카인 등이 있고, 중추신경 억제제(central nervous system depressants)에 속하는 약물에는, 아편 · 몰핀 · 헤로인 · 코데인 등과 같은 마약을 포함하여, 술 · 수면제 · 진정제 · 신경안정제 · 흡입제(본드 · 가스) 등이 있다.

그런데 어떤 일련의 약물들은 중추신경계를 흥분시키기도 하고 억제시키기도 하며, 때로는 흥분작용과 억제작용을 동시에 일으키기도 하는 변측적인 작용을 하는데, 이런 약물들을 환각제(hallucinogens)라고 한다. 환각제에는 엘에스디(LSD) · 메스칼린 · 대마초 · 실로사이빈 등이 있다.

현재 한국에서 남용되고 있는 약물들에는 선진형 불법약물도 있지만, 한국에서는 이들 불법약물의 구입이 어려워, 합법적인 약물들을 남용하는 예가 더 많다. 이들 약물들을 열거해 보면 다음과 같다.

- 불법약물(illegal drug): 메스암페타민(methamphetamine), 헤로인(heroin), 코카인(cocaine), 생아편(opium), 대마초(cannabis), 엘에스디(LSD) 등.
- 합법약물(legal drug): 날부핀(nalbuphine), 덱스트로메톨판(dextrome-thorphan), 지페프롤(zipeprol), 페닐프로파놀아민(phenylpropano-lamine), 벤조디아제핀(benzodiazepines) 등.

# 6 약물남용의 원인

    사람들이 약물을 남용하게 되는 원인에는 유전과 환경 등 여러 요인들이 있을 수 있다. 이 중 호기심(curiosity)에서, 동료와 어울리기(peer influence) 위해서, 구입이 용이해서(availability)와 같은 이유로 사용했을 때에는 긍정적으로 보여질 수 있다. 하지만 반항(rebellion)이나 도피(escape), 도전(defiance) 그리고 자아의식의 결핍(lack of inner strength)에서 비롯됐다면, 이는 부정적인 측면으로 보아야 하며 예후가 좋지 않다.

# 7 약물남용의 예방대책

## ◇ 기본 예방정책

    약물남용을 억제하고, 예방하기 위하여서는 남용약물에 대한 ① 사회조사 ② 법 제정과 개정 ③ 교육과 계몽 ④ 치료와 재활이 필수적으로 이루어져야 한다.

    사회조사는 어떠한 남용약물들이 어떠한 집단에 어느 정도로 남용되고 있는지를 조사하는 것이다. 법 제정은 사회조사를 바탕으로 적절한 통제법을 만드는 것이다. 법은 너무 약하여 무시당하거나, 너무 강하여서 희생자를 내는 일이 없어야 한다. 교육과 계몽은 남용약물들의 유해성과 남용행위의 위험성을 홍보하는 것으로, 특히 교육의 경우는 상당한 기술(?)을 요하며 교육자가 약물지식이 부족하면 반대효과를 나타낸다. 치료와 재활은 남용약물에 희생된 자들을 의학적으로 치료하고 사회적으로 재활시키는 것이다. 이 네 가지 중 우리나라의 현실은 법 제정만 되어 있을 뿐 나머지 세 가지는 제대로 실행되고 있지 못한 상태이다.

그 같은 근거로는 전술한 바와 같이 아직도 정부 차원에서, 전 국민을 대상으로 한 사회조사가 한 번도 이루어진 적이 없으며, 교육과 계몽에서도 정부는 물론 여하한 사회단체에서도 전 국민을 상대로 지속적으로 실시하고 있지 못하다. 뿐만 아니라 전문적인 치료소나 재활소도 없다. 다만 간이적인 치료소가 있을 뿐이다. 따라서 정부가 앞으로 각별히 이들 문제에 관심을 가져야 함은 물론, 이 계통 전문인 양성에 많은 예산을 투여하여야 하겠다.

그리고 법이 아무리 강화되어도 절도, 강도, 살인, 강간범은 사라지지 않는다는 것도 잘 깨달아야 하겠다. 그렇기 때문에 마약류 공급 및 수요 차단 정책은 단속체제와 수사체계만으로는 이루어질 수 없다. 비록 단속체제와 수사체계가 잘 구성되어 있다 하더라도, 예산이 적절하게 지원되지 않을 때에는 체제와 체계만으로 끝날 뿐이다. 미국의 경우 연방정부는 연간 마약류 공급과 수요 차단을 위하여, 약 130억 달러(10조 원)를 투자하고 있으며, 교육부가 사용하는 예산만도 7.5억 달러(6,000억 원)나 된다. 한국의 경우는 연간 정부예산이 4억 원 수준이며, 교육부 예산은 전연 책정되어 있지도 않다. 쉽게 풀이하면, 미국은 국민 1인당 4만 원을 투자하는 셈이고, 한국은 10원을 투자하는 셈이다. 전쟁에는 무기가 필요하듯이 마약과의 전쟁에도 무기(투자)가 필요하다. 예산 없이는 전쟁을 할 수가 없다. 이렇게 보았을 때, 한국의 경우는 무기 없는 상태에서 전쟁을 선포한 것이다. 승패는 자명하지 않은가? 인간은 그간 마약류(술, 담배, 마약)와의 전쟁에서 승리해 본 적이 없다.

마약류의 남용 현상은 핵폭탄과 같은 것이어서, 한번 폭발하고 나면 그 후유증이 영원할 수도 있다. 한국의 경우는 초기 단계의 약물남용 현상을 보이고 있다. 모든 것은 초기진압이 성패를 좌우한다. 초기진압은 관심만으로는 해결되지 않는다.

앞으로 정부가 한국의 마약류 공급 및 수요 차단을 진심으로 바란다면, 막대한 예산은 아닐지라도 상당한 예산을 투여하여야 한다. 아울러 선진외국과 같이 모든 매스컴(신문, 방송, TV 등)들도, 많은 시간을 계몽과 교육을 위하여 할애해야 한다. 그간의 상황을 보면, 매스컴들의 순수한 참여가 너무 소홀했었다는 생각이다.


◇ 기본 예방전략

지난 70년대 이후, 수많은 예방전략들이 연구되고 실시되어 왔지만 모든 전략들이 만족할 만한 결과들을 얻어낸 것은 아니다. 그간에 개발된 전략 중 효과가 있었던 것들을 요약해 보면, 다음과 같다. 그리고 이들은 단독적으로 실시되는 것보다는 함께 실시될 때 더욱 효과가 있다.

(1) 정보 전달

정보 전달은 남용약물에 관한 지식(역사, 화학, 약리작용, 독성, 부작용 등)과 남용 실태, 그리고 이들 약물이 정신과 육체 그리고 행동에 미치는 영향 등을 가르치고 개인, 가정, 사회, 국가에 미치는 영향을 인식시킨다. 아울러 약물남용에 관한 예방정책과 프로그램,

사회 봉사활동 등에 관하여 정보를 제공하고, 그 지역사회의 사회규범에 대하여서도 정보를 제공한다.

### (2) 예방교육

예방교육은 약물남용을 예방하기 위하여 사회적응기술(socialskills), 즉 결정기술(decision making), 거절기술(refusal skills), 비판능력(critical analysis)(대중매체 등에 관한)과 체계적인 판단기술을 가르치는 것이다.

### (3) 대안 전략

대안 전략은 목표가 되는 청소년 집단으로 하여금 남용약물의 사용을 금지하도록 하기 위하여 각종 활동에 참여하도록 하는 것이다. 활동들은 건강활동(스포츠 등)과 건설활동으로 나뉘며, 이러한 활동들은 청소년들로 하여금 무료 등으로 인한 약물로의 접근을 차단하게 되는 것이다.

### (4) 문제 확인

이 전략은 남용약물과 관련된 초기 단계의 문제행동이 있는 사람들을 구분해 내는 것으로, 예방운동은 상담과 치료를 통해 그들이 약물 사용을 중단하도록 유도함으로써, 약물 사용으로 인한 나쁜 결과를 피하도록 하는 것이다.

### (5) 지역사회 활동

이 전략은 지역사회로 하여금 약물남용 예방활동과 치료 봉사 활동에 적극 참여하도록 유도하는 것이다. 그러기 위해서는 조직이 만들어져야 하고 조직들을 다양화하여야 하며, 상호 계획하고 협조하며 일종의 협동조직망 같은 것을 만들어야 한다. 결국 건강한 지역사회를 만들도록 하는 것으로, 이러한 활동들은 개인으로 하여금 건강한 생활태도(health lifestyle)를 선택하도록 하게 된다.

### (6) 환경 정화

지역사회의 규범을 만들어 계몽함으로써, 일반 지역사회인으로 하여금 그러한 규범들을 따르도록 유도하는 것이다. 예를 든다면, 그 지역에서는 담배자판기 설치를 억제토록 함으로써, 청소년들로 하여금 흡연의 기회를 줄이도록 하는 것 등이다.

# 10 한국의 마약류 관계법

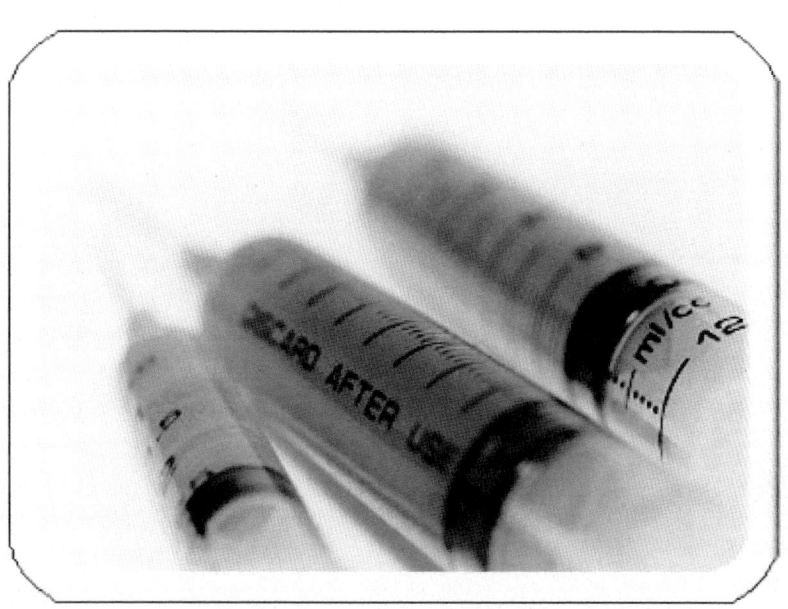

한국에는 마약과 대마, 향정신성 의약품을 통제·관리하기 위하여 마약법, 대마 관리법, 향정신성 의약품 관리법 등이 있다. 관계법령의 연혁을 살펴보면 다음과 같다.

1946. 11. 11.    마약 취체령

1957.  4. 23.    마약법 제정

1970.  8.  7.    습관성 의약품 관리법 제정

1976.  4.  7.    대마관리법 제정(습관성 의약품에서, 대마규정 삭제)

1980.  4.  1.    향정신성 의약품 관리법 제정(습관성 의약품 관리법을 폐지하고, 향정신성 의약품 관리법을 신규제정)

2000.  1.  12    마약법·향정신성 의약품관리법·대마관리법으로 구분하여 시행하던 것을 마약류 관리에 관한 법률로 통합(통합운영에 의하여 형량에 다소 차이가 있을 수 있음)

## ☙ 1 ❧ 마약

면허를 받은 마약 취급자가 아니면 마약을 소지할 수 없다. 규정을 위반하여 마약을 소지한 자는, 무기 또는 7년 이상의 징역에 처하며, 영리의 목적 또는 상습으로 소지한 자는 사형, 무기 또는 10년 이상의 징역에 처한다. 마약에 중독되어 자제심을 상실하거나, 사회질서를 문란케 한 자는 2년 이하의 징역 또는 200만 원 이하의 벌금에 처한다.

## ☙ 2 ❧ 대마

보건복지부령이 정한 바에 의한 대마 취급자가 아니면서, 대마를 소지한 자는 무기, 또는 7년 이상의 징역에 처하며, 영리의 목적 또는 상습으로 소지한 자는 사형, 무기 또는, 10년 이상의 징역에 처한다. 대마를 흡연 또는 섭취한 자는 10년 이하의 징역 또는 500만 원 이하의 벌금에 처해진다.

# 3 향정신성 의약품

　대통령이 정하는 바에 의하여 보건복지부 장관의 승인을 얻지 않고, 향정신성 의약품을 취급한 자는 무기, 또는 7년 이상의 징역에 처한다.

　14세 미만인 자에게 향정신성 의약품을 판매하여서는 안 된다.

　향정신성 의약품에 중독되어 자제심을 상실하거나, 사회질서를 문란케 한 자는 5년 이하의 징역, 또는 500만 원 이하의 벌금에 처해진다.


# 4 유해 화학물질 관리법

　환각물질을 섭취 또는 흡입하거나 이러한 목적으로 소지한 자, 환각물질을 섭취 또는 흡입하고자 하는 자에게 그 사정을 알면서 이를 판매, 또는 공여한 자는 3년 이하의 징역, 또는 1천만 원 이하의 벌금에 처한다.

# 5 청소년 보호법

미성년자(20세 미만)에게 그가 끽용 또는 음용할 것을 알고, 술이나 담배를 판매하거나 공여한 연초 또는 주류 판매자 및 그 고용인에게는 1년 이하의 징역이나 100만 원 이하의 벌금, 구류 또는 과태료에 처한다.

# 11 맺는 말

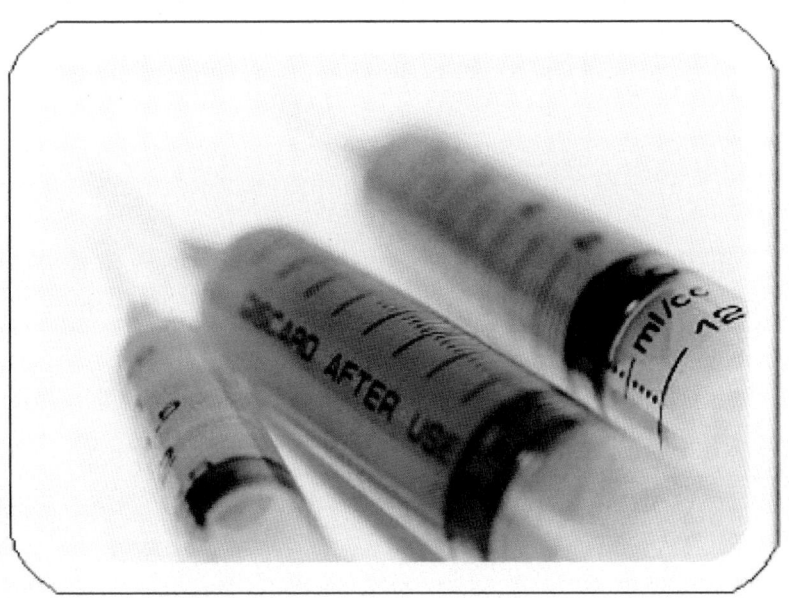

빌·클린턴 미국 대통령이 담배를 중독성 약물(addictive drug), 즉 중독성 마약이라고 선언하자 모두가 놀라는 표정들이다. 그들은 패가망신하는 아편류만이 마약인 줄만 알았기 때문이다. 어느 약물이든 습관성, 중독성, 내성, 그리고 금단증상이 있으면 그 약물은 약리학적으로 마약이다. 법으로 규제하느냐 안 하느냐는 각 나라 사정에 따라 다르다. 서구 문명권의 나라와 우리나라는 음주하고 흡연한다. 그러나 회교인들은 음주할 수가 없다. 그들은 술이 마약 중의 첫 번째 마약이라고 법으로 그렇게 규정하고 있다. 마약성 향정신성 약물은 그 수를 헤아리기 어려울 정도로 많다. 그중 첫 번째 마약이 술이고 두 번째가 담배, 그리고 나머지 모두 합친 것이 세 번째 마약이다. 미국의 경우 남용약물(마약류)로 인한 경제·사회적 손실을 2천2백억 달러로 보고 있다. 술로 인한 것이 1천억 달러(80조원), 담배로 인한 것이 700억 달러(56조 원), 기타의 향정신성 마약(헤로인, 코카인, 필로폰 등 모두 합친 것)으로 인한 것을 500억 달러(40조원)로 보고 있다. 약물남용 예방·억제 대책에 투여하는 예산만도 130억 달러(10조 4천억 원)나 된다. 막대한 돈이다.

우리의 경우는 피해 예산조차도 제대로 파악되고 있지 않다. 약물남용 현상을 예방하고 억제하기 위해서는 사회조사, 법 제정과 개정, 교육과 계몽, 치료와 재활이 우선적으로 이루어져야 한다. 하지만 우리나라의 경우는 전 국민을 대상으로 하는 국가 차원의 사회조사는 단 한 번도 이루어진 적이 없다. 법 제정과 개정에서도 상당한 문제점을 안고 있다. 3개의 규제법이 아직도 통합되지 못하고 있다. 그래서 위법 시 법 적용의 형평이 맞지 않고 있다. 그래서 대마 흡연자는 10년 이하의 징역이고 헤로인이나 아편 사용자는 2년 이하의 징역이다. 교육의 경우, 약물교육을 담당하여야 할 전문 교사가 배출된 적이 없다. 약물교육이 제대로 이루어지지 못하면 약물남용 인구만 증가시킨다. 이미 선진국이 경험한 예이다. 계몽도 간헐적으로 이루어지고 있을 뿐이다. 그리고 약물 중독자를 무료로 치료해 주는 곳은 한 곳도 없다. 수많은 정부 지원 무료 치료소를 갖고 있는 외국의 경우를 보면 이해가 안 간다. 재활은 꿈도 못 꾸고 있는 것이 우리의 현실이다. 약물남용 문제에 있어서 교육·계몽·치료·재활 분야의 대부분의 책임을 지고 있는 곳은 보건복지부이다. 그러나 보건복지부의 1년간 이 분야 예산은 고작 1억 원이다. 국민 1인당 2원 꼴이다. 우리나라가 2천 년대에는 경제대국이 된다고 한다. 두고 보아야겠지만 아무리 그래 봤자 국민들의 정신이 허기지고 병들어 있으면 무슨 소용이 있겠는가?

국민 1인당 세금 내기로는 세계에서 몇 번째 안 간다는데 정부의 사회적 시설은 하위권에 머물고 있다는 조사가 있다.

정부 관련 부서의 각성을 또다시 한번 촉구해 본다. 끝으로 정부로부터 바랄 것이 없을 때 국민들은 스스로 마약의 늪에 빠지지 않도록 내 가정, 내 식구들을 보살필 수밖에는 없다는 것을 명심하여야겠다. 책 내용에 빈약한 부분에 대하여서는 양지해 주시기 바라면서 책의 말미를 맺는다.(1996.9)

감사합니다.

# 부  록

## 한국 약물남용 연구소(인터뷰)

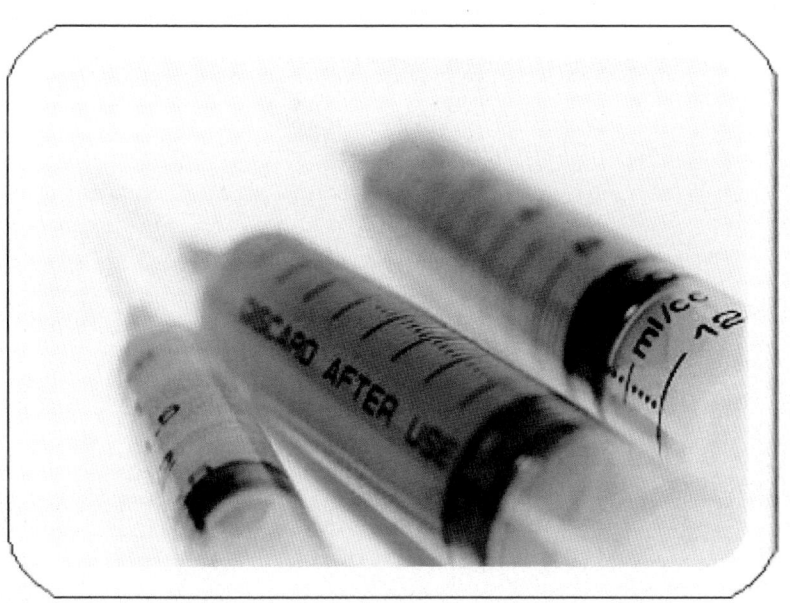

## ◇ 연구소 개설 동기와 배경

70년대 초, 연예인들의 대마초 사건을 비롯해서 80년부터 필로폰이 우리 사회에 심각한 약물남용 문제를 야기하고 있지만, 우리는 아직도 이들에 관한 정확한 정보나 그 심각성을 제대로 깨닫고 있지 못합니다. 뿐만 아니라, 지금도 마찬가지이지만 세계의 공적 1호인 약물남용에 관하여, 보다 정확하고 폭넓은 정보와 자료를 얻을 수 있는 곳이 빈약하다고 생각합니다. 그런 의미에서 저의 연구소는 사재를 갖고 개설하게 되었으며, 또한 이유는 저의 연구소가 갖고 있는 만큼의 자료를 갖고 있는 곳이 아직은 없다고 생각했기 때문이지요. 당분간은 계속 그러리라고 생각합니다.

## ◇ 현재 한국 청소년들의 약물남용 실태

한국도 현대의 의미를 갖는 약물남용 문제가 약 30여 년간 지속되어 왔지만, 전 국민을 대상으로 한 정부 차원의 약물남용 실태 조사가 한 번도 이루어진 적이 없기 때문에, 정확한 실태를 파악할 수는 없지만, 저의 연구소에서 실시한 조사를 바탕으로 청소년들에게 초점을 맞추어 보면, 고3 학생들의 30%, 중3 학생들의 20%, 그리고 초등학교 5, 6학년 학생들의 10% 정도가 한 가지 이상의 약물을 남용했던 경험이 있던 것으로 나타나고 있습니다.

이와 같은 수치는 선진 외국에 비하여 결코 낮은 수치가 아닙니다. 다만 그래도 위안이 되는 것은 그들에 비하여 대상 약물이 덜 심각한 것이라는 것이죠. 사실 약물남용의 심각성을 가늠하는 지표 약물이 있는데, 다름 아닌 술과 담배이지요. 우리 청소년들의 상습 음주자와 상습 흡연자가 약물 선진 국가에 비하여 높다는 것을 부정할 사람은 없을 것이라고 생각합니다. 그렇게 보았을 때 간접 증명도 되는 것입니다.

## ◇ 국민들이 아직도 약물남용의 심각성을 깨닫고 있지 못한데, 피부로 느끼게 할 만한 사례들은

저의 연구소 상담 방문자의 경우인데, 본드와 가스에 중독된 여학생의 금단증상이 너무 심하여 부모가 돈을 주어 가스를 사다가 흡입하도록 하는 사례도 있었습니다. 이런 현상은 얼마 전 신문에 나온 이야기이지만, 가스에 중독된 아들에게 아버지가 부탄가스를 사다가 주었는데, 아들이 마시다가 그만 사망해 버린 사건을 보면, 이해가 가리라고 생각합니다.

현재 우리나라에는 각종 약물에 중독되어, 긴급히 치료를 요하는 청소년들이 그 수를 헤아리기 어려울 정도로 많습니다. 하지만 정부 차원의 무료 치료소는 한 곳도 없습니다. 외국의 경우에 비추어 보면 이해할 수 없는 정부의 태도입니다. 그들은 무료 치료소가 수를 헤아리기 어려울 정도로 많습니다.

# ◇ 약물남용의 원인은

　청소년들의 경우는 뭐니 해도 학력 스트레스가 주범입니다. 한 사람의 훌륭한 인격체가 만들어지려면, 유전 인자와 환경 인자가 잘 맞아떨어져야 합니다. 그렇지 못하면 쭉정이만 만들어질 뿐이죠. 예를 들면, 사막의 동식물에게는 사막 같은 환경이 알맞고, 늪지대의 동식물에게는 늪 같은 환경이 필요합니다. 하지만 우리의 학부모님들은 어찌된 일인지, 자녀의 유전 특성(적성)을 전혀 고려하지 않고, 억지 환경을 만들어 학력 1등 주의만 추구하고 있지요. 사계절에 따라 동·식물의 모양과 행동은 아주 다릅니다. 맞지 않는 기후가 설익은 과일을 떨어뜨리게 하듯이 능력에 부치는 학력 요구는 청소년들로 하여금 실의에 빠지게 하고, 우울증을 유발시키고 갈등을 거쳐, 도피·저항·반항·도전의 길을 걷게 합니다.

　그리하여 그 같은 수단으로 약물을 사용하게 되고, 약물은 정신기능을 왜곡시켜 비행과 범죄를 유발시키고, 결국 한 인간을 파멸의 구렁이로 몰아넣는 것이지요. 한국에서의 청소년 약물남용 억제 대책의 1순위는 학력 스트레스로부터 벗어나게 하는 것입니다. 아울러 그들 각 개인에게 알맞은 환경을 만들어 주는 것입니다. 다시 말해서 적성에 맞는 교육을 시키는 것이지요. 정신세계가 뒤틀린 영재보다는, 건전한 정신세계를 갖고 있는 인격체를 우리는 원합니다.

## ◇ 한국의 청소년 약물남용자 치료 보호 및
## 재활소 운영 상태는?

한마디로 정리하면, 제대로 갖추어진 치료·재활소는 한 곳도 없습니다. 어차피 약물 선진 국가의 예를 안 들 수 없습니다. 미국의 경우, 정부가 치료소를 상품 규격화하듯 규격화하고 있습니다. 치료는 치료 전 봉사(1차 예방과 조기 간섭), 외래 치료, 입원 치료로 나뉘는데, 일례로 25명을 수용할 수 있는 중간 입원 치료소의 경우, 1인당 하루 지출 비용은 175달러이며, 평균 치료일수는 40일입니다. 하지만 공동체 정신·사회적 요법이 필요한 치료에서는 24개월까지도 수용됩니다. 치료 내용은 개인 치료, 동료 그룹 치료, 가족 치료, 12단계 자조 회의, 학습 프로그램, 문예활동, 건강 교육, 재발 예방, 지속 보호 등이 포함됩니다.

치료에 동원되는 인원은 16개 직업 군으로 22명이 상주하게 되고, 연간 운영비는 1백만 달러입니다. 그렇게 보았을 때, 정신과 의사 1~2명 정도로 수십 명의 약물남용 청소년을 치료한다는 것은 어불성설입니다. 결국 제 모양을 갖춘 치료소는 현재로선 없습니다.

## ◇ 약물남용 억제를 위하여, 정부에 하고 싶은 이야기

어떤 사회나 국가이든지 약물남용 현상을 억제하기 위하여선, 두가지 정책이 필수적으로 이루어져야 합니다. 하나는 공급 차단이고, 다른 하나는 수요 차단입니다. 약물 문제로 병을 앓고 있는 모든 나라들이 과거 30년 이상을 공급 차단에 초점을 맞추어 왔습니다.

그러나 실패로 끝났습니다. 이유는 수요가 있으면 공급은 필연적이기 때문이지요. 그래서 90년대에 들어와서부터는 공급 차단 정책에 수요 차단 정책을 병행하고 있습니다. 수요 차단에는 교육과 계몽 그리고 치료와 재활이 필수적입니다. 그러나 우리나라의 경우는, 그 어느 하나 제대로 시행되고 있지 못합니다. 이유는 아직까지 약물교육을 시킬 수 있는 자격 있는 약물 교사가 배출되고 있지 않으며, 계몽도 극소수의 사회단체에 의하여 연간 1~2회 정도 시행되고 있을 뿐이며, 청소년 약물중독자를 위한 정부 차원의 무료 치료소는 한 곳도 없습니다. 그리고 제대로 갖추어진 재활소도 없습니다. 있다면 간이적인 곳이지요. 이 같은 현황은 선진국에 비교하여 볼 때 한심한 수준이며, 한마디로 이야기하면, 우리나라의 약물남용 억제 정책은 아직 걸음마 단계로 시작도 안 된 상태라 하겠습니다.

이유 중의 하나는 정부 투여 예산을 보면 알 수 있습니다. 한국은 국민 1인당 연간 고작 10원 정도를 책정하고 있지요. 미국의 경우는, 1인당 50달러(4만 원)이지만 전문가들은 말도 안 되는 예산이라며, 정부를 맹렬히 비난하고 있습니다. 정부의 각성이 필요합니다. 약물남용 문제는 핵폭탄과 같은 것이어서, 한번 폭발하고 나면, 그 후유증이 너무 커서 통제가 어렵습니다. 돈을 갖고도 해결하지 못하는 것이 약물남용 문제인데, 예산마저 뒷받침되지 못하면, 우리나라의 약물 문제는 앞으로도 계속될 뿐이지요.


◇ **연구소를 운영하려면 예산상의 문제도 그렇고,**
　　**어려운 점이 많으실 텐데**


자동차가 움직이려면 휘발유가 필요하듯이, 연구소가 운영되려면 자금이 절대적이지요. 연간 예산은 약 3천만 원 정도 투자됩니다.

올해로 7년째를 맞고 있지만 어느 개인이나 아니면 단체 또는 정부로부터 한 푼의 도움도 받고 있지 않습니다. 받고 있지 않는다는 것보다는 못 받고 있지요. 그간 연구소에서 발간한 책만도 6~7권은 되지요. 그러니까 매년 한 권 정도의 책이 발간된 셈입니다. 남들은 럭키 세븐(행운의 7년)이라고는 하지만, 저 개인의 자금만으로서는 이제는 탈진 상태인 것 같습니다.

◇ **약물남용 문제에 남다른 관심을 갖고 계신데,**
   **그간 보람된 일도 있으실 텐데**

사실 우리나라 사람들은 운동선수들의 도핑 테스트를 한국에서는 88년 올림픽 때 최초로 시행한 것으로 알고 있지만, 그보다 15년 전인 1974년 대구에서 열렸던 국제 참가 선수 1백 12명을 대상으로 에페드린 복용 여부를 조사한 적이 있는데, 그것이 한국 최초의 도핑 테스트였기 때문에 보람을 느낍니다.(A survey on doping among Korean athletes. 강원대학교 부설, 체력연구소 논문집, pp.41~45, 1976). 세계 올림픽에서 정식으로 도핑 테스트가 이루어진 것은 1968년 멕시코 대회 때부터입니다. 그리고 또 보람이 있다면, 저의 학교 교과 과정에 약물남용이라는 과목이 한국 최초로 1982년에 개설됐다는 것이고, 그리고 최초로 약물남용에 관한 ARS를 설치했다는 것이고, 그리고 무엇보다 보람을 느끼는 것은 약물남용에 관한 한국 최초의 연구소, 즉 한국 약물남용 연구소를 개설했다는 것이지요.

저의 연구소는 정치인들이 정치 목적으로 개설한 연구소와는 근본적으로 다릅니다. 정말 연구만을 하는 곳이지요. 지금 생각하면 우스운 이야기지만, 대마초 사건 때 언론이 자기들 멋대로 대마 흡연 실태를 활자화하여 혼란을 빚어, 제가 그간 조사한 데이터(당시는 국익에 도움이 되지 않는 연구 결과는 발표할 수가 없었다)를 모 중앙지(조선 일보 1975년 12월 6일)에 발표한 적이 있었습니다. 그래서 중앙의 모 정보기관의 발표 경위 조사를 받은 적이 있었지요. 정보요원은 우리나라에도 마약류 남용 문제를 연구하는 사람이 있다고 고무적인 이야기를 하고 갔습니다. 그런데 저를 도와주어야 할 학교 당국은 저보고 그런 것을 발표한 것에 대한 책임을 지고, 시말서를 쓰라고 하더군요.

## ◇ 끝으로 하실 말씀은

약물교육은 세뇌 교육이어야 합니다. 여타의 이유가 없습니다. 지속적으로 교육시키고 계몽시키는 것뿐입니다. 다시 말하면 '압박 교육'이어야 되고, '압박 계몽'이어야 합니다. 그리고 현재 국민 1인당 10원 꼴의 국가 예산이 약물남용 억제를 위하여 투여되고 있는데, 1단계로 1,000원 정도만으로도 높여야겠습니다. 그렇게 됐을 때 어느 정도 교육과 계몽이 이루어질 것 같고, 치료와 재활도 이루어질 것 같습니다. 긴급한 정부의 관심을 촉구합니다.

현재의 한국 청소년상이 미래의 한국인상이라는 것을 알아야 합니다.

## ◇ 남용약물의 개요 및 해독표

| 구 분 | 종 류 | 약리학적 분류 | 법적 분류 | 의학적 용도 | 중독성 (육체적 의존) | 습관성 (정신적 의존) |
|---|---|---|---|---|---|---|
| 마 약 | *Opium(아편)* *Heroin* *Morphine* *Codeine* *Methadone* *Demerol* | 중추신경 억제제 | 마약법 | 진통제 진정제 진해제 | 있음 | 있음 |
| | *Cocaine* | 중추신경 흥분제 | 마약법 | 국소 마취제 | 있음 | 있음 |
| 환각제 | *LSD, DMT* *DET,* *STP,* *LBJ,* *Mescaline* *Psilocybin* *Phencyclidine* | 중추신경 흥분제 그리고 / 또는 억제제 | 향정신성 의약품 관리법 | 없음 | 없음 | 있음 |
| | 대마 *Marijuana* *Hashish* | 중추신경 흥분제 그리고 / 또는 억제제 | 대마 관리법 | 없음 | 없음 | 있음 |
| 흥분제 (각성제) | *Amphetamines* *Benzedrine* *Dexedrine* *Methedrine* 필로폰 | 중추신경 흥분제 | 향정신성 의약품 관리법 | 기면증 비만증 | 있음 | 있음 |
| 억제제 (진정제, 수면제) | *Barbiturates* *Phenobarbital* *Amytal* *Seconal* *Nembutal* *Tuinal* | 중추신경 억제제 | 향정신성 의약품 관리법 | 진정제 항경련제 수면제 | 있음 | 있음 |

| 구 분 | 종 류 | 약리학적 분류 | 법적 분류 | 의학적 용도 | 중독성 (육체적 의존) | 습관성 (정신적 의존) |
|---|---|---|---|---|---|---|
| 신경 안정제 (항불안약) | *Diazepam(Valium) Chlordiazepoxide (Librium) Lorazepam (Ativan) Methaqualone (Quaalude)* | 중추신경 억제제 | 향정신성 의약품 관리법 | 안정제 근육 이완제 수면제 | 있음 | 있음 |
| 흡입제 (본드 · 가스) | *Tduene Hexane Acetone Gasoline Thinner* | 중추신경 억제제 | 유해 화학물질 관리법 | 없음 | 있음 | 있음 |
| 술 | *Wine Beer Whiskies* | 중추신경 억제제 | 없음 | 진정제 혈관확장 제 수면제 | 있음 | 있음 |
| 담 배 | *Cigarettes Cigars Pipe −Tobacco Chewing −Tobacco, Snuff* | 중추신경 흥분제 | 없음 | 없음 | 있음 | 있음 |

| 구 분 | 내성 | 투여 방법 | 신체적 증상 및 행동 | 해 독 |
|---|---|---|---|---|
| 마 약 | 있음 | 경구 주사 코 흡입 | 중추신경억제로 인한 행복 감과 도취감, 신체조종력 상실, 동공축소, 눈물, 콧 물, 오한, 발한, 식욕감퇴, 졸림, 멍청함, 체중감소 | 정신적 의존(정신적으로 갈망: 습관성), 신체적 의 존(신체적 갈망: 중독성), 내성, 금단증상, 감염, 농 양, 파상풍, 간염, 호흡마 비, 사망(과량 사용 시) |
| | 없음 | 주사 코 흡입 | 흥분, 동공산대, 불안, 초 조, 진전(손 떨림), 미약한 환각 | 강한 정신적 의존, 정신혼 돈, 현기증 감정억제, 경 련, 사망(과다 사용 시) |
| 환각제 | 있음 | 경구 주사 | 용량과 개인에 따라 다양 함. 불안, 초조, 도취감, 감 정억제, 동공산대, 착각, 망 상, 환각, 지각강화, 지각왜 곡, 오심, 구토, 예측불허의 행동, 공황 또는 공포성 정 신병적 반응 | 신체적 의존은 없으며 정 신적 의존 잠재성과 내성 이 있다. 정신이상 및 영 구정신이상 가능, 예측불 허행위, 제제가 어려운 위 험한 행동, 자살, 상해, 플 래시백 현상 |
| | 없음 | 경구 흡연 | 투여방법에 따라 효능다양, 안구충혈, 구강건조, 말이 많음, 웃음, 도취감, 약한 환각, 시간과 공간의 왜곡, 과장된 지각 | 정신의존 가능성이 있으며 내성과 신체적 의존은 없 다. 공간왜곡에 의한 사고 |
| 흥분제 (각성제) | 있음 | 경구 주사 | 동공산대, 식용상실, 흥분, 잠이 많음, 손 떨림, 흥분 성, 코·입술·구강의 건 조, 호흡곤란, 과로, 피로, 불면증, 다량 정맥주사 시 망상, 적개심, 공격적 행위, 환각, 공황증, 편집증 | 고혈압, 심장마비, 뇌손상 가능성, 영양장애, 극도의 피로, 폐렴, 강한 정신적 의존 및 신체적 의존, 내 성, 부주의한 행위, 혼수, 사망(과량 사용 시) |
| 억제제 (진정제, 수면제) | 있음 | 경구 주사 | 동공축소, 취한 행동, 말더 듬, 사고 산만, 억제, 졸림, 멍청함, 과량 사용 시 무의 식, 혼수, 호흡 마비로 사망 | 정신적 의존, 신체적 의존, 오판과 조정력 상실에 의 한 위험, 금단증상, 신장 장애, 뇌손상, 간장장애, 과량 사용 시 사망(술과 함께 복용 시 상승작용) |

| 구 분 | 내성 | 투여 방법 | 신체적 증상 및 행동 | 해 독 |
|---|---|---|---|---|
| 신경 안정제 (항불안 약) | 있음 | 경구 | 중추신경 억제제와 유사한 평온, 즐거움과 안정감, 발한, 감정억제, 정신적 침체, 배뇨장애, 노여움, 긴장, 불안, 정신적 흥분, 언어장애 | 억제제와 유사(그러나 보다 약함), 정신적 의존, 신체적 의존, 술, 마약, 수면제와 겸용 시 상승효과, 시각장애, 현기증, 졸림, 금단증상(흥분, 오심, 감정 억제, 경련 등) |
| 흡입제 (본드·가스) | 있음 | 흡입 | 술과 유사함, 동공축소, 혼수, 언어장애, 현기증, 도취감, 시각과 청각 왜곡, 환각작용이 있다고도 함, 콧물, 침, 근조절 장애, 취한 행동, 성냄, 흥분, 졸림, 무의식 | 정신적 의존, 판단장애에서 오는 위험, 공격적 행위, 반사회적 행동, 간장장애, 심장장애, 골수장애, 영구적 뇌손상 가능, 식욕감퇴, 체중저하, 사망 |
| 술 | 있음 | 경구 | 음주량과 개인의 정서적 상태에 따라 효과가 다름, 위통, 위염, 오심, 구토, 이뇨, 영양장애, 각종 질환, 불안, 긴장, 공포, 호전성 | 신체적 의존, 정신적 의존, 조정력 상실, 감상적, 공격적 상태 등으로 인한 위험, 사망(수면제와 혼용하면 더욱 위험), 위염, 간경화, 췌장염, 반사회적 행동, 뇌손상, 각종 장기손상 |
| 담 배 | 있음 | 흡입 | 타액 증진, 기관지 분비 증진, 혈압상승, 심박수 증가, 동공 산대, 용량의 증가로 진전, 구토, 호흡 증진이 온다. | 폐암, 구강암, 후두암, 만성기관지염, 폐기종, 심장질환, 혈관질환, 공기오염 |

## ◇ 미국의 통제 약물표

Schedule of Controlled Drugs

SCHEDULE Ⅰ (All nonresearch use illegal.)

Narcotics: Heroin and many nonmarketed synthetic narcotics

Hallucinogens: LSD.

MDA, STP, DMT, DET, mescaline, peyote, bufotenine ibogaine, psilocybin, phencyclidine(PCP: veterinary drug only)

Marijuana

Methaqualone

SCHEDULE Ⅱ (No telephone prescriptions, no refills)

Opioids: Opium

Opium alkaloids and derived phenanthrene alkaloids: morphine, hydromorphone (Dilaudid), oxymorphone(Numorphan), oxycodone (dihydroxycodeinone, a component of Percodan, Percocet, Roxicodone, Tylox)

Designated synthetic drugs: levomethadyl(Orlaam), meperidine (Demerol), methadone, levorphanol(Levo−Dromoran), fentanyl (Sublimaze, Duragesic), alphaprodine, alfentanil(Alfenta), sufentanil (Sufenta)

Stimulants: Coca leaves and cocaine

Amphetamine

Amphetamine complex(Biphetamine)

Dextroamphetamine(Dexedrine)

Methamphetamine(Desoxyn)

Phenmetrazine(Preludin)

Methylphenidate(Ritalin)

Above in mixtures with other controlled or uncontrolled drugs

Depressants: Amobarbital(Amytal)

Pentobarbital(Nembutal)

Secobarbital(Seconal)

Mixtures of above(eg, Tuinal)

Cannabinoids: Dronabinol(Marinol)


SCHEDULE Ⅲ (Prescription must be rewritten after 6 months or 5 refills.)

Opioids: The following opioids in combination with one or more active nonopioid ingredients, provided the amount does not exceed that shown:

Codeine and dihydrocodeine: not to exceed 1800㎎ / dL or 90㎎ / tablet or other dosage unit

Dihydrocodeinone(hydrocodone in Hycodan, Vicodin, and Lortab): not to exceed 300㎎ / dL or 15㎎ / tablet

Opium: 500㎎ / dL or 25㎎ / 5mL or other dosage unit(paregoric)

Stimulants: Benzphetamine(Didrex)

Phendimetrazine(Plegine)

Depressants: Schedule Ⅱ barbiturates in mixtures with noncontrolled drugs or in suppository dosage form

Aprobarbita(Alurate)

Butabarbital(Butisol)

Giutethimide(Doriden)

Metharbital(Gemonil)

Talbutal(Lotusate)

Thiamylal(Surital)

Thiopental(Pentothal)


SCHEDULE IV (Prescription must be rewritten after 6 months or 5 refills: differs from Schedule III in penalties for illegal possession.)

Opioids: Difenoxin(Motofen)

Pentazocine(Talwin)

Propoxyphene(Darvon)

Stimulants: Diethylpropion(Tenuate)

Mazindol(Sanorex)

Phentermine(Ionamin)

Fenfluramine(Pondimin)

Pemoline(Cylert)

Depressants:

Benzodiazepines

Alprazolam(Xanax)

Chlordiazepoxide(Librium)

Clonazepam(Klonopin)

Clorazepate(Tranxene)

Diazepam(Valium)

Estazolam(ProSom)

Flurazepam(Dalmane)

Halazepam(Paxipam)

Lorazepam(Ativan)

Midazolam(Versed)

Oxazepam(Serax)

Prazepam(Centrax)

Quazepam(Doral)

Temazepam(Restoril)

Triazolam(Halcion)

Chloral hydrate

Ethchlorvynol(Placidyl)

Ethinamate(Valmid)

Meprobamate(Equanil, Miltown, etc)

Mephobarbital(Mebaral)

Methohexital(Brevital)

Methyprylon(Noludar)

Paraldehyde

Phenobarbital

Zolpidem(Ambien)


SCHEDULE Ⅴ (As any other nonopioid prescription drug; may also be dispensed without prescription unless additional state regulations apply.)

Opioids: Diphenoxylate(not more than 2.5㎎ and not less than 0.025 ㎎ of atropine per dosage unit, as in Lomotil)

The following drugs in combination with other active nonopioid ingredients and provided the amount per 100mL or 100g does not exceed that shown:

codeine: 200㎎

Dihydrocodeine: 100㎎

## ▌ 주왕기

중앙대학교 약학대학 및 동대학원 졸업(약학박사)

강원대학교 약학대학 명예교수(현)

미국 캘리포니아대학교 의과대학(UCSF) 객원교수

미국 국립약물남용연구소(NIDA) 객원교수

대한 약사회 약물사고 심의위원

강원대학교 종합약학연구소 소장

강원대학교 약학대학 학장

강원대학교 보건진료소 소장

국무총리실 청소년보호 위원회 약물위원장

보건복지부 중앙약사 심의위 자문위원(현)

한국약물남용연구소(KIDA)소장(현)

보건복지부 중앙마약중독자 치료보호 심사위원


## ▌ 주요저서(약물남용 관련)

건강학(2004)

약물과 사회 그리고 인간행동(2003)

앨리스의 일기(마약소녀의 가출일기)(2003)

약물남용 어떻게 치료할 것인가(2000)

청소년을 위한 미국의 약물남용교육(1999)

마리화나 이야기(1998)

헤로인 이야기(1998)

환각제 이야기(1997)

본드 · 가스 이야기(1996)

헬스카운셀링(약물남용 상담 등)(1996)

본드 마리화나 필로폰(1995)

약물남용 실태와 예방대책(1993)

약물남용(1989)

주왕기교수의
# 필로폰
# 이야기

| | |
|---|---|
| • 초판 인쇄 | 2008년 3월 25일 |
| • 초판 발행 | 2008년 3월 25일 |
| • 지 은 이 | 주왕기 |
| • 펴 낸 이 | 채종준 |
| • 펴 낸 곳 | 한국학술정보㈜ |
| | 경기도 파주시 교하읍 문발리 513-5 |
| | 파주출판문화정보산업단지 |
| | 전화 031) 908-3181(대표) · 팩스 031) 908-3189 |
| | 홈페이지 http://www.kstudy.com |
| | e-mail(출판사업부) publish@kstudy.com |
| • 등 록 | 제일산-115호(2000. 6. 19) |
| • 가 격 | 26,000원 |

ISBN    978-89-534-8430-6 93510 (Paper Book)
        978-89-534-8431-3 98510 (e-Book)